みんなボケるんだから

恐れず軽やかに老いを
味わい尽くす

和田秀樹
Hideki Wada

JN016150

SB Creative

はじめに
「みんなボケるんだから」で老後は楽になる

医者という職業は相変わらず人気の職業です。

安定した収入を得られることもあるし、何より、人の病気を治したり、人の命を救ったりとやりがいのある仕事でもあります。

現実的に得をすることとして、病気をしたときにいい医者を探しやすかったり、コネを見つけやすいということもあるでしょう。自分が病気になった際に治してもらえる確率が高いということです。

ただ、私は高齢者医療というものを選んでしまったために、完治とか、治すという経験はありしていません。

でも、その代わりに、治らない病気とどうつきあっていけばいいかという知恵を得ることはできました（そのつもりです）。

本書では、認知症を正しく知って、上手につきあうことをテーマにしました。認知症にだけはなりたくない。ボケることだけは避けたい。極端なことを言えば、ボケたら安楽死という人もいます。

実は、今年（2024年）の1月1日に「共生社会の実現を推進するための認知症基本法」というのが施行されました。その第八条に「国民は、共生社会の実現を推進するために必要な認知症に関する正しい知識及び認知症の人に関する正しい理解を深めるとともに、共生社会の実現に寄与するよう努めなければならない。」とあります。

認知症についての正しい知識や理解を得るとともに、認知症の人と共存していける、共に生きる社会を作らないといけないのです。

そんなことを言われてもと思うかもしれませんが、ここで「正しい知識や理解」という点で言っておきたいことがあります。

それは、認知症というのは、急に何もできなくなったり、周囲に迷惑をかけたりするような病気ではない、これまでのその人と連続していて、軽い状態からだんだん進んでいく病気だということです。本書でも紹介しますが、軽いうちなら大統領も務まります。

そして、なるべくできることを続けていくほうが進行も遅いのです。

軽いうちは大統領も務まるのですから、運転もできます。認知症患者による重大な事故もないのに、勝手に危ないと決めつけて免許を取り上げると、その症状が悪くなるということです。認知症の人を必要以上に無能と決めつけず、共存することは、認知症の人にとっても、社会にとってもメリットのあることなのです。

もう一つの誤解は、「認知症は不幸な病気だ」ということです。

私は3000人以上の認知症の患者さんを診てきましたが、この病気の不思議なところは症状が重くなるほど、いろいろなことを忘れ、気にしなくなるせいか、ニコニコして幸せそうにする人が多いのです。

このことを『自分が高齢になるということ〈完全版〉』（朝日新書）という本に書いたら、そういう人を例外的にしかみたことがない、介護関係者と称する人からAmazonの書評に書かれたことがあります（今は削除されているようです）。

認知症になれば、何でも幸せに受け取れるわけではは、もちろんありません。叩かれたら痛いと泣きますし、つらい顔もします。その書評を書いた人が働いているのはそのような介護虐待が当たり前に行われているところかもしれません。オムツの交換だって、パンツを無理やりに脱がされるように感じて、ものすごい抵抗をする人はめずらしくありません。

ただ、それでも何時間か経てば忘れて、ケロッとしてニコニコしているのです。

少なくとも、私が医者になって、とくに高齢者専門の精神科の医者になってよかったと思うことは、認知症というのは、ある種の老化現象であることと、最終的には幸せになれる病気であることを知って、認知症になるのが怖くなくなったことです。むしろなったらなったで、どのように生きてみたいかを考えることもできるようになりました。

この本は、私が、そのようにして長年、認知症の人と向き合ってきて、自分なりに感じたこと、わかったことを、認知症に対する「正しい知識と理解」を身につけていただくためにお伝えするものです。

ただ、それ以上に知ってほしいのは、認知症というのは、恐れるような特別な病気ではなく、誰にも起こる老化現象なので、なることを前提に生きてほしいということです。

ちょっと記憶力が落ちたり、昔とくらべて頭が悪くなったと感じても、「みんなボケるんだから」と笑い飛ばせたほうが老後の不安も楽になるでしょう。

本書を通じて、自分や親の老後について、少しでも気持ちが楽になってもらえれば、著者として幸甚このうえありません。

みんなボケるんだから　恐れず軽やかに老いを味わい尽くす◎もくじ

2章
「ボケても意外と何でもできる」という事実
――私が認知症と向き合ってわかったこと

3章

「ボケ上手」への第一歩

――自縛をほどいて自由気ままな思考に転換する

4章 「ボケても幸せな人」の生活習慣
——前頭葉を刺激して脳の老化を遅らせる

5章 ボケとは「幸せな人生」の総決算
――人はもともと「幸福脳」！ ボケると〝幸福度〟は増す

1章

みんなボケるんだから

——私が認知症になったら、迷わずすること

私が認知症と診断されたら、迷わずすること

「老化現象がまた一つ増えたか。年を取っているんだからしょうがないな」

もし私が認知症と診断されたら、そうさらっと受け入れ、迷うことなく介護保険を使ってデイサービスを利用します。デイサービスで体と脳を動かして、できるだけ認知症が進行するスピードを遅らせながら、それまで通りの生活を続け、いつも通りに意欲的に生きていくつもりです。

私は35年以上、高齢者を専門とする精神科医として働いてきましたが、認知症になっても診療を続けていきたいと思っています。現実に、医者や弁護士、政治家といった定年のない職業の人には、実は認知症だったという人が少なからずいます。長い間養ってきた知識や技術といったものは、認知症になったからといって簡単に消えてしまうことはありません。長く続けてきたことは、まだまだでき

るのです。

いまは認知症になると、有無を言わさず車の免許を取り上げられますが、医者の免許は取り上げられません。ボケても診療ができるんだぞ、ってところを示したいくらいです。

日本における認知症研究の第一人者である長谷川和夫さんは、80代後半で認知症を発症されましたが、それを活かして認知症だからこそできる活動を始められました。「認知症を抱えながら生きていくことは不幸ではない」と、全国各地で講演をしながら自分自身の生き様を世の中の人たちに見せて、世間の認知症に対する多くの誤解を解いていかれたのです。

長谷川先生は、当事者になったことでわかったことの一つとして、「連続している」という言葉をよく使われていました。**人間は、生まれたときからずーっと連続して生きてきているわけで、認知症になったからといって突然、人が変わるわ**

けではない。昨日まで生きてきた続きの自分がいるのだ、と。

つまり、認知症なるものになったとたんに、これまでの自分とは別の人格になるわけではない。人格が変わらないとしたら、私が高齢者専門の精神科医として、認知症について抱いた初心まで忘れるという可能性は低いでしょう。

どうにかして認知症の誤った認識を正したい、本当はこんな病気なんだということを知らしめたい、という考え方はおそらく変わらないと思います。

認知症になっても、それこそ、せっかく認知症になったのですから、これまでと変わらず書籍やSNSで発信を続けたいし、長谷川先生のように認知症になったからこそ伝えられるリアルな講演活動をしていきたいと考えています。

6000人以上の高齢者を診てきた私の結論

認知症ほど誤解されている病気はありません。いまだに「認知症になったら人生終わりだ」と言う人が多いのですが、それは大きな誤解です。

認知症は進行性の病気で、初期から中期を経て、末期にいたります。だいたい初期が2～3年、中期は3～5年、末期3～5年くらいといわれています。ただし、個人差が非常に大きいので、あくまで目安です。このうち、初期から中期の前半くらいにかけては、ほとんど何でもできます。詳しいことはおいおいお話ししていきますが、認知症になっても、決して人生は終わりません。

残念ながら、現代の医療では認知症を根治することはできません。しかし、発症する時期を先延ばしにしたり、認知症になっても進行のスピードを遅らせたりすることは十分可能です。その方法については後で具体的に書いていきますが、いずれにしても認知症を抱えながら、自分らしく楽しく生きることはできます。

実際に、そういう人は大勢います。

私は、高齢者専門の精神科医としての仕事のほかに、映画監督もやっていますし、通信制の学習塾の代表も務めています。文筆業でも、1986年に『試験に強い子がひきつる本』（潮流出版）という本でデビューして以来、これまでに900冊以上の本を出してきました。

幸い、2022年に上梓した『80歳の壁』（幻冬舎新書）が50万部を超えるベストセラーになり、その頃から出版社からの依頼が殺到して、高齢者向けの本を次々と出しています。この2年間で100冊以上出しました。

私は、条件が合う限り、基本的に断らないのがプロの仕事だと思っています。出し過ぎだという声もありますが、多作だからいろいろなことに自分の好奇心を持っていけますし、多作だから多方面に視野が開けてくるのだと信じています。

いつ認知症になるかわかりませんが、なってもかなり遅くまで文章を書くことはできますし、会話することができれば口述筆記という手もあるので、文筆業を断念する必要はないでしょう。死ぬまでに、これまでの記録をしのぐような大べストセラーを出したいし、映画監督としては、一作くらいは死んでからも観てもらえるような作品を撮りたいと願っています。

6000人以上の高齢者を診てきた私の経験から言うと、長生きすれば誰でもボケる可能性はあります。

認知症にならないように生きるより、認知症になることを前提に生きれば、認知症をむやみに恐れることはなくなりますし、さまざまな老化現象にも前もって対応できます。

私は、1960年生まれでまだ高齢者の仲間入りはしていませんが、認知症になってもやりたいことができるように準備していくつもりです。認知症を受け入れる覚悟と、そうなったときの準備が大事だというのが、長生きの時代に長生きの人を数多く診てきた私がたどりついた結論です。

最低限のことを決めておけば、ボケてもやりたい放題

私は、目下、都内のマンションで一人暮らしなのですが、認知症になってもできれば自宅で過ごしたい。最近は、行政の支援がそれなりに充実していて、介護サービスでも在宅医療でも要請すれば相談に乗ってもらえますし、定期的な訪問介護を受けることもできます。

確かに認知症が進むと、だんだんできないことが増えてきますから、介護施設に入ることも考えないわけではありません。

もし、ゆるい老人ホームが見つかったら入居してもいいなとは思っています。つまり四六時中、入居者の生活を監視して、体に良いと称して味気のないものを食べさせるような老人ホームではなく、自由に外出できて、血圧が高かろうが糖尿病であろうが、好きなものを食べても飲んでも構わない、というようなホーム

があれば入居します。

そもそも生き方は、それぞれの好みによって異なるわけですから、老人ホームもいろいろあっていいはずです。

ところが、多くの施設は、体に良いものを提供しなくてはいけないという強迫観念があって、健康第一の画一的な食事になりがちです。別に塩分を控えたくない人もいれば、酒を飲みたい人もいるのですから、個人の選択に任せたらいい。そのかわり、早く死んでも老人ホームのせいにしない、と申し合わせればいいだけの話でしょう。しかし、そうでないところが圧倒的に多いわけです。

だから、認知症が軽いうちに、いろんな老人ホームに体験入居してみて、食事がおいしくて、入居者の規則が厳しくなく、あとはスタッフが親切だとか入居者に変な人（というか私と合わない人）がいないかなどをチェックして、自分に合うところを探せばいい。私なんかホームに入っても、たぶんウロウロと外に出かけるタイプだと思いますが、認知症というのは、だんだんおとなしくなっていくのが基本パターンですから、私も本格的にボケだしたら出歩かなくなるかもしれません。

それに、症状が進んでくれば、誰が介護してくれているかわからなくなってきます。家族に介護されていても、施設のスタッフと区別がつかないのですから、家族の努力や苦労は報われません。それなら、介護のプロに委ねられるホームに入るのが、家族も本人も一番平穏無事に暮らすことができるでしょう。

ですから、**認知症が軽いうちに、一応終の住処の候補として、老人ホームに入れるくらいのお金を貯めておいて、自分に合いそうな施設を探して、入居するタイミングを前もって決めておく。**

そうやって、最低限のことを決めておけば、あとは生きていて楽しいと思うことをやるだけです。

好きな仕事をして、好きなラーメンを食べ歩いて、好きなワインを飲む。ボケてもボケなくても、やりたいことをやって、とことん楽しまないと、せっかく長生きしても生きている甲斐がないじゃないですか。

みんなボケるんだから。85歳で4割、95歳で8割が認知症に

日本には現在、認知症と診断される人が、およそ600万人いるといわれています。日本の人口のおよそ5％、20人に1人です。

年代別に見ると、60歳で認知症レベルの知的低下が起こる人は1％に満たない数しかいません。しかし、70歳前後ですと2％、75歳だと6％、80歳だと10％、85歳になると40％に上り、90歳になると60％、95歳になると80％の人が認知症と診断されます。90代にもなれば、もはや認知症であることのほうが「普通」になる

のです。

認知症は長生きにつきものですから、認知症になる人は、さらなる高齢化と長寿化でますます増えるのは間違いありません。

内閣府の推計によると、2025年には認知症の人が約730万人、つまり高齢者の5人に1人は認知症になり、さらに2050年には約1016万人と1000万人を超え、高齢者の4人に1人以上が認知症を発症するとみられています。

遠からず、認知症はありふれた病気になるのです。

私がかつて働いていた浴風会病院（東京都杉並区）という高齢者専門の総合病院では、亡くなった高齢者の解剖を年に100例くらい行っていました。その解剖結果を見ると、85歳を過ぎた患者さんで、脳にアルツハイマー型の変性がない人はいませんでした。

認知症の原因は、主に加齢による脳の変性ですから、年齢を重ねれば、認知症のリスクはいやがおうでも高まります。つまり老化現象として、脳の変性は避けることができません。後は症状が現れるか、現れないかの違いだけです。

35年余りにわたって3000人以上の認知症の高齢者を診てきて思うのは、**認知症は言ってしまえば「病気」ではなく、長く生きていれば誰もが避けて通れない「老化現象」の一つ**だということです。

早晩、みんな認知症になるわけで、認知症にならないということは、なる前に亡くなった、ということに過ぎません。

ボケたら不幸のどん底に落ちるのではなく、だんだん幸せになっていく

世間の認知症に対する大きな誤解の一つは、発症すると何もできなくなる病気だと思われていることです。しかし実際はそうではなく、ちょっとずつちょっと

ずつできないことが増えていく病気です。

二つ目の大きな誤解は、不幸のどん底に落ちていく病気のように思われていることですが、これほどの誤解はありません。**認知症というのは、進むにつれてだんだん幸せになっていく病気**なのです。

認知症は、とても不思議な病気だと思います。

進行性の病気ではありますが、ほかの病気とは違って、症状が重くなればなるほど表情が柔らかくなって、ニコニコしていることが多くなります。人と話すときも、相手の話の内容は理解できなくても、すごく楽しそうに話しています。虐待でもない限り、症状が重くなって落ち込むという人はあまり見たことがありません。ほとんどの場合、多幸的になります。

こういうことを言うと、「本人にとっては幸せだろうけど、周りの家族にとったら地獄だろう」と反論されます。認知症になると、妄想や徘徊などのいわゆる「問題行動」を起こすものだと思われていますが、これもよくある誤解です。

いま、認知症の人は600万人、人口の20人に1人くらいが認知症なのですから、もしそのほとんどが徘徊していたら、渋谷のスクランブル交差点はパニックになっているはずです。

徘徊や妄想、幻覚、便失禁、あるいは暴言、暴力などの問題行動が出る人は、せいぜい多く見積もって1割足らず。残りの9割以上の人は、さほど周りに苦労をかけません。ただ症状が進むにつれて何もできなくなっていきますから、周囲の人は着替えからお風呂に入れること、食事の世話などを全部やらなくてはいけなくなるので大変だと思います。

とはいえ、認知症の一人暮らしの人は結構しぶとく生きていますから、たとえば親が一人暮らしをしていてボケ始めたからといって、そんなに急いで面倒を見に行く必要はありません。介護保険を使ってヘルパーさんに来てもらうようにすれば、それで済む話だったりするわけです。

何が言いたいかというと、**長生きすれば誰もがボケる可能性があるにもかかわらず、正しい知識がないために認知症をいたずらに恐れて、本来楽しくあるべき人生を自らつまらなくしてしまっている人があまりに多い、**ということです。

とにかく、いますぐにでも不要な誤解を捨てて、正しい認知症の知識を身につけてほしいと思います。「人生100年時代」が現実味を増してきているいま、それが自分の人生を最後まで楽しむために必要不可欠な要件なのです。

年を取るほど発症率が高いアルツハイマー型認知症

そもそも認知症とは、正常に発達した認知機能（記憶や判断を行う脳の機能）が何かしらの原因で低下し、生活に支障をきたすようになった「状態」をいいます。そうした状態は、アルツハイマー病などの病気を原因とする脳の変性や脳出血や脳梗塞で神経細胞が死滅することによって引き起こされるのですが、いまの医学では変性した脳をもとに戻すことはできないのです。

脳の変性の結果としては、専門的に言うと、「神経細胞が減ること」「大脳が萎縮すること」「神経のネットワークが減少すること」「神経細胞内に神経原線維変化が起きること」などを指します。

認知症と一言でいっても、原因によっていくつかのタイプがあり、日本では、アルツハイマー型認知症、血管性認知症、レビー小体型認知症、前頭側頭型認知症が4大認知症といわれています。

中でも一番多いのがアルツハイマー型認知症で、全体のおよそ70％を占めています。その原因は、脳の中にアミロイドβなどの不要なタンパク質が溜まり、神経細胞が変性して、徐々に死滅することで起こる、と考えられています。脳に見

4つのおもな認知症の原因と症状

アルツハイマー型認知症	
原因	脳に特殊なタンパク質の塊が蓄積し、脳の正常な神経細胞がゆっくりと減っていく。認知症の原因のおよそ70%を占める
症状	記憶障害から始まり、やがてそれが顕著に。記憶の欠損を補うために作り話をしたり、被害妄想や徘徊などの問題行動が現れることも
血管性認知症	
原因	脳梗塞や脳出血、くも膜下出血などの脳卒中による脳の損傷が原因。発作をきっかけにして発症する。認知症の20%にあたる
症状	脳が損傷を受けた部分によって症状が異なる。記憶障害より、意欲の低下、抑うつ、怒りっぽくなるなど性格面の変化が顕著
レビー小体型認知症	
原因	脳にレビー小体と呼ばれるタンパク質の塊ができる。高齢前期以降に見られることが多い。アルツハイマー型と併発することもある
症状	ないものが見えたり、影が人に見えるなどの幻視が目立つ。手の震えや筋肉の硬直が出るパーキンソン病の発症や抑うつ症状も見られる
前頭側頭型認知症	
原因	思考を司る前頭葉、言葉を理解する側頭葉に変性・萎縮が見られる。そのうちの80%の神経細胞にピック球という塊ができる
症状	自発性がなくなる、融通がきかなくなる、怒りっぽくなるなど性格が変化。失語症の症状や筋力の低下も。多くは初老期に発症する

『ボケたくないという病』（和田秀樹著、世界文化社）より引用し作成。

られるタンパク質の沈着を「老人斑」と呼んでいるように、年を取れば取るほど発症率が高くなるのは、やはりこのアルツハイマー型認知症なのです。

老化現象の一つだから、ゆっくり進んで個人差も大きい

アルツハイマー型認知症（以下、認知症）の症状を具体的に説明すると、次のようになります。

・**意欲低下**

あまり外に出かけようとしない。身なりや外見に気を遣わなくなる。好きだった活動や趣味を面倒くさがる

・**記憶障害**

同じことを何度も話したり聞いたりする。約束や施錠、薬の服用などを忘れる。

物を置いたりしまったりした場所を忘れることも多い

・注意障害

集中力、注意力が低下する。複雑な行為ができなくなる

・見当識障害

いまの時間、いまいる場所がわからなくなる。季節に合った服が選べない。家族や友人がわからなくなる

・実行機能障害

いままでできていた家事や仕事の段取りができなくなる。電化製品やスマホ、カードなどの使い方がわからなくなる

また、人によって進み具合は異なりますが、既述した通り、一応の目安として、初期、中期、末期に分けられています。

・**初期**（軽度）

何度も同じことを言ったり聞いたりするなど、新しいことを覚えられなくなるものの、知能はほとんど低下せず、日常生活にほとんど支障はない。仕事を続けられる場合も多い

・**中期**（中等度）

時間やいま自分がいる場所がわからなくなり、古い記憶もだんだん失われていく。徘徊など問題行動が始まることもあり、知能も徐々に低下するが、介護や介助があればほとんどの人は生活することができる

・**末期**（重度）

家族の顔がわからなくなり、会話も成り立たなくなる。失禁が常態化し、さら

に進行すると、寝たきりになってしまう

認知症は老化現象の一つですから、ゆっくりと進行します。たとえ今日、認知症を発症したとしても、数年間は大きく生活は変わりません。

認知症は、いつ発症したのか周りの人も気がつかないくらい徐々に始まり、初期のうちは「ほんとに認知症なの？」と疑われるくらいしっかりした論理性や思考力を保ちながらも、本人だけは、「なんか以前とは違うな」と思うくらいです。さっき聞いたことを忘れたり、物をどこに置いたのか忘れて探すことが増えたりするなど、新しいことを覚えられなくなる程度なので、日常生活にはさほど支障をきたしません。

よく、キャッシュカードも使えなくなると心配する人がいますが、古い記憶である暗証番号を忘れるようなことはかなり症状が進んだ状態でなければ起こりません。ましてや、いきなり家族の顔もわからなくなるようなことはないのです。

徘徊や妄想、幻覚、便失禁、あるいは暴言、暴力などの問題行動は、全員に現れるわけではありません。まったく現れない人もいれば、現れてもすぐに収まる人もいます。

認知症は老化現象の一つですから、個人差が大きく、置かれている環境や周りの接し方、本人の受け止め方によっても症状がかなり異なってくるのです。

根本的な治療法はないが、進行を遅らせたり緩和させたりできる

認知症を完治する治療法は確立していませんが、**認知症と診断されたからといって、絶望するのはナンセンス**です。認知症は、それ自体が直接的に死に結びつく病気でもありませんし、対応次第で症状を緩和させたり、進行を遅らせたりす

ることが十分に可能だからです。私のような精神科医なり、かかりつけ医は、まず治すことができる症状に関しては治せるよう努力します。

たとえば、幻覚や妄想は薬で抑えることができますし、徘徊や暴言・暴力などは、周りの人の接し方や対応のしかたによって改善される場合もありますので、それぞれの症状に合わせて投薬したり、家族に「こういうときは、もうちょっと気長にやさしく接してあげたら症状がおさまることがありますよ」などとアドバイスすることもあります。

あまりに徘徊がひどい場合などは、薬では自由意思を止めてしまうことはなかなかできないので、しばらく施設にショートステイすることをすすめたり入院してもらったりするほうが賢明でしょう。

私の診察室に初診で訪れる認知症の人は、家族に連れられてくることが圧倒的に多い。前にも説明しましたが、認知症は基本的に意欲が低下し、おとなしくなっていく病気です。だんだん家事をしなくなるとか、どこへも出かけなくなって家にちんまり閉じこもっているとか、それを「年だからしょうがない」と家族がほうっておいて、ある日突然、これは認知症かもしれないと気づくわけです。

また、高齢の母親と同居している息子が、母親から「あらヒロシ、久しぶりに来てくれたのね」と言われて、あわてて連れてきたら、結構、認知症が進んでいたということもあります。あるいは「今日の晩御飯、何?」と聞かれて、「サンマの塩焼きだよ」と言ったのに、10分後にまた「今日の晩御飯、何?」と聞かれて、これはやばいんじゃないかと思って連れてくるケースもあるのですが、そういう場合はわりと症状が軽い。

本人が「ボケが始まったかもしれない」と言って来院されることもあります。初期の認知症に関しては、自分が変だなと思うことは結構あって、最近、物忘れがひどくなったと悩んで来られる場合も少なくありません。

その「物忘れ」、気にすることはありません

認知症はだいたい「物忘れ」から発症します。

記憶障害には、大きく分けて入力障害と出力障害がありますが、認知症の初期に現れる記憶障害は、原則的に脳に新しく情報を書き込む力が低下している入力障害です。

入力障害というのは、今日は何月何日と覚えたつもりなのに、それが覚えられない。それが進んでくると、約束をうっかり忘れるのではなく、約束したこと自体を忘れてしまう。昨日の夜、何を食べたのか思い出せないどころか、食べたことさえ忘れてしまいます。

物忘れという自覚もなく、出来事の記憶が丸ごと入力されていないため、何度も同じことを聞くことになるわけです。

ところが、40代から60代の人が「物忘れ」と言うと、「アレ、何て言ったっけ?」「ほら、アレだよ、アレ」などと、固有名詞が出てこなかったり、顔は思い浮かぶのにその人の名前が出てこなかったりする場合がほとんどです。

たとえば、ニュース番組でゼレンスキー大統領の顔を見たときに「この人、何て名前だったっけ?」と思い出せず、「ゼレンスキー」と言われて、「あ、そうそう、ゼレンスキー、ゼレンスキー」と思い出す。これは、認知症の物忘れとは決定的に違います。

教えられたりヒントを出されたりして、はっきり名前を思い出すというのは、インプットされていた情報がアウトプットできないだけのことです。これが出力障害です。

出力障害はストレスでも起こりますし、余計なことをたくさん覚えすぎているからという場合もあります。中高年ともなれば、覚えていることは多岐にわたって膨大な量になりますから、すぐに思い出せなくても不思議はないでしょう。入力障害はなく、出力障害しかないのであれば、別に気にする必要はありません。

むしろ、「認知症だったらどうしよう」と不安になって、思い出せないことや忘れてしまうことをやたら気にしていると、ストレスで、かえって出力障害が悪化してしまいます。

このままボケてしまうのでは……。不安になるほど認知症は近づく

認知症のように「日常生活に支障をきたす」ほどではありませんが、そのまま症状が進めば認知症と診断されるような状態のことを「軽度認知障害（ＭＣＩ＝Mild Cognitive Impairment)」といいます。

軽度認知障害を持つ人は、高齢者の約13％、４００万人に達するという推計も

あります。その約半数は5年以内に認知症に移行するともいわれています。軽度認知障害の段階から投薬や予防的活動を始めることで、進行が遅くなったり、一時的に症状が改善したりすることがあります。中には正常に戻る人もいます。軽度認知障害の高齢者を4年間追跡調査した国立長寿医療研究センターの研究では、約46％の人は認知機能が正常に戻ったとのことです。

私は、多くの高齢者と接してきて、軽度認知障害の段階で**「ああ、このまま認知症になってしまうのか」という悲観的な考え方や不安につかまってしまうことが一番まずい**と思っています。

たとえば、メガネやスマホをどこに置いたか思い出せなかったり、ちょっとした物忘れを繰り返すと、家族に「ボケたんじゃないの？」とか「病院で診てもらったほうがいいんじゃない？」と心配されます。認知症を恐れるあまり、家族の助言を素直に受け入れることができず、何度も言われると、「ただの物忘れぐらいでうるさい」とか「ボケ扱いするな」とかだんだん腹が立ってきます。

すると、しだいに口数が減ってきます。うっかり何かしゃべって、「さっきもそれ話してたでしょう」「もう忘れたの？」とバカにされるくらいなら黙っていよう、という気持ちになってしまうからです。

家族にも心のうちを見せず、自分の殻に閉じこもるようになると、周囲への興味も好奇心もなくなってきます。そうなれば脳が刺激を受けることもなく、脳の老化はますます進んでしまいます。

つまり**軽度認知障害というのは、それを本人がどう受け止めるかによって、認知症に進んでしまう可能性が一気に高まってしまう**のです。

最悪、不安にとりつかれ気分が落ち込んで、うつ病になりかねない。高齢者のうつは、自殺の危険性が高いので、よくよく気をつけなければなりません。高齢者の自殺は思いのほか多く、警察庁Ｗｅｂサイトの「令和４年中における自殺の状況」によると、2022年に自殺した2万1881人のうち、8249人が60歳以上でした。

見逃されがちな、認知症より怖い老人性うつ病

私自身、患者さんが自殺するという、辛い経験をしています。

20代の終わり、浴風会病院に勤め始めた頃のことです。「心気症」という、自分が重篤な病気にかかっているのではないかという思い込みから、強い不安にさいなまれる精神疾患で入院していた高齢女性が、一時、具合がよくなって退院され、その後、再入院されてきました。

主治医をまかされた私は、前回の入院時と同様の治療方針でいくことにしたところ、まもなく病棟で首吊り自殺されたのです。すぐに呼び出しがかかり、私がご遺体を下ろすことになりました。

きわめてショッキングな体験でした。「もう医者を辞めよう」と思うほどに落ち込みました。そのあと、反省会が開かれ、先輩たちからいろいろ教わる中で、うつ病の怖さを身にしみてわかり、高齢者の場合、うつを見逃さないことが何よりも大事であることを肝に銘じたのです。

うつ病の有病率は人口の3％くらいですが、65歳以上になると5％に上がります。実は、70代前半までは、認知症よりうつ病のほうが多いのです。しかし、年を取ったら元気がなくなるとか食欲が衰えたりするのは当たり前だと思われて、周囲が取り合わなかったり医者が認知症と混同したりして、適切な治療を受けられないケースが少なくありません。

高齢者のうつの場合、加齢によってセロトニンなどの神経伝達物質が減少するためにうつ状態になると考えられているので、セロトニンを補う薬がわりと効くことが多いのです。

たとえば私の患者さんで、夫と死に別れたうえに、子どもにも先立たれ、さらに自分も脳梗塞の後遺症で半身の動きが悪くなり、うつ病になってしまった老婦人がいました。これはもう治らないだろうと思いつつ、薬を使うと、うそのように笑顔を取り戻し、デイサービスを利用して自ら進んで歩行練習に取り組むようになったというケースがありました。

こういうふうに薬を使えば劇的に良くなることもあるのですから、認知症と誤診されてその機会を失うのは悲劇と言うしかありません。

もう一つ悲劇的なのは、認知症の場合は以前より明るくなったり、幸せそうにしている人が多数派ですが、うつ病の場合、治らなければ、ずっと気分が落ち込んだまま主観的に暗い人生が続くようになることです。

認知症のように見えても、うつ病を疑う姿勢がいかに重要か、ということです。

意外に簡単に見分ける方法もあります。認知症の場合は、いつから始まったかはっきりしないことが多いのですが、うつ病の場合は、「今年の春頃から」とか「定年退職してから」とか、比較的悪くなった時期が特定できるのです。

うつ病を放置していると、症状が悪化するだけでなく、それによって仕事や人間関係にも支障が出て、最悪の場合自殺に至ります。早期発見、早期治療が望ましく、**うつ病が少しでも疑われる高齢者には、試しに薬を使ってみるというスタンスが、超高齢社会での医師には必要**だと思っています。

「認知症は老化の一つ」と受け入れたときに人生は好転する

話を戻しましょう。認知症は決して不幸な病気ではなく、ある年齢になれば誰にでも訪れる一つの状態でしかありません。この「認知症は自然な老化現象の一つである」という当たり前の事実を、いかに素直に受け入れられるか。それが、これからの人生を充実させる大きなポイントだと思います。

私は、ボケても明るく幸せそうに暮らしている認知症の人たちをたくさん見てきました。いわばボケる力を利用して、たくましく生きている高齢者はいくらでもいます。

確かに、「ボケ力」というものがある気がします。

たとえば、遠慮というものがだんだんなくなってきます。「人に迷惑をかけてはいけない」「心配させてはいけない」「ちゃんとしていないと恥ずかしい」などという、これまでの長い人生で必要と思われたすべての気遣いや気苦労から解放されて、その人らしくあるがままに生きています。

しかし、そういった力は、ボケをすっかり受け入れる気持ちになったときに備わるものだと思います。

認知症の実態を知らない人ほど、「ボケてまで長生きしたくない」「ボケたら人生はおしまいだ」などと思い込んでいます。

そして、自分が認知症と診断されたが最後、絶望の淵に追い込まれてしまい、家族からあれもこれもやっちゃダメと規制されて、言われるがままになりがちです。**認知症になってからも、まだまだできることはたくさんある**のに、認知症と診断された途端にすべての道が閉ざされてしまうのです。

繰り返しますが、認知症は脳の老化が原因なのですから、いまの医学では確実に防ぐ方法がありません。だとすれば、**認知症を否定したり恐れたりするより、誰しも長生きすれば経験するものなんだから、と開き直って、すんなり受け入れるほうが賢明**だと思います。

さらに、ボケることで誰にでも備わってくる力があることをポジティブにとらえたほうが断然いい。そう考えることで、ボケてからの人生にもいろいろな可能性があることに気づくでしょう。

いずれは誰もが認知症になるのだと思えば、脳の老化を少しでも遅らせるために頭を使ってみようとか、脳を活性化する生活習慣に改めてみようとか、そういう発想にもなるはずです。それは脳の老化を遅くするだけでなく、心身を若々しく保ち、老後を楽しく過ごすことにも通じます。

ボケてもまだボケていなくても、認知症がただの老化現象だと受け入れたとき、そこから前向きな新しい人生が始まるのです。

認知症と告げられてもあわてなくていい理由

認知症を早期発見するには、認知症の兆候を見逃さない臨床経験が豊富な専門医に診てもらうことが必要です。

そして、認知症と診断されたなら、「年を取ったんだからしかたない」とあっさり受け入れて、その症状の進行を遅くする努力や工夫をしてください。そのうえで「**機嫌良く生きていくこと**」**を最優先して、認知症を飼い慣らしながら人生を楽しんでいけばいい**のです。

認知症とはっきりわかったからといって、あわてることはありません。症状が非常に軽くて、日常生活にほとんど支障が生じていない場合でも、医師の多くは「認知症です」と診断します。

理由は二つ。まず一つは、早めに治療を始めたほうが、認知症の進行を遅らせる可能性が高くなること。二つ目は、認知症と診断すれば、介護保険を利用できるようになるからです。軽度でも、認知症という診断が出ればもっとも低いレベルの「要支援1」に認定されますから、週2回ほどデイサービスを利用できるようになります。

デイサービスに行けば、当然、体も頭も使いますし、いろいろな人との会話も増えるので脳が刺激されて、認知症の進行を遅らせる効果が期待できます。私の経験でも、デイサービスに行って多くの人と交流する高齢者は、認知症の進み具合が遅くなる傾向が見られます。逆に、認知症と診断されて、人との交流を減らしてしまう人は、症状の進行を速めてしまうように感じています。

早期発見のメリットとデメリット

私が1996年に『老人を殺すな！』（ロングセラーズ）という本を出したとき――認知症がまだ「痴呆」と呼ばれていた時代のことですが、「痴呆症の診断は遅ければ遅いほうがいい」と書きました。つまり診断を下さないで、それまで通りの生活を続けさせることがいい、と。

なぜなら、その当時はまだ介護保険制度はありませんでしたし、「痴呆症ですね」と診断した途端、家族や周囲の人はその高齢者を家に閉じ込めたり、仕事を辞めさせたりするのが少なくとも東京では通例だったからです。

だから気の利いた医者は、「痴呆症かもしれないし、そうじゃないかもしれないし、ちょっと脳の老化はあるみたいだけど」みたいな言い方をして、「これまでの生活を続けてくださいよ」とアドバイスしていました。

認知症になったといっても、いきなり何もかもできなくなるわけではありません。「残存機能《ざんぞんきのう》」といって、昔から習慣づけていた行動なら、認知症になっても変わらずにできることはたくさんあるのです。

認知症の人にとって大事なのは、とにかく脳を使って残存機能を活かし続けることです。認知症の診断を受けることによって、デイサービスに行きましょうとか、なるべく脳を使うような生活をしてみましょうとか、そういう話になれば、早期発見と早期治療の意味があります。

ところが、認知症とわかった途端、周囲の人間が、仕事は辞めさせようとか、孫の子守りはやめさせようとか、あるいは運転をやめさせようとか、そんな話になったら、かえって症状は進んでしまうのです。

そうでなくても認知症になると、意欲が低下して外出する気力がなくなり、家にこもりがちになります。そのうえ移動手段を奪ったりしたら、ますます外に出かけなくなって、認知症はどんどん進んでしまいます。もともと認知症ではなかった人でも、免許を取り上げられて家に閉じこもるようになったら、あっという間に老けこんで、認知症になってしまうことさえ十分に考えられます。

認知症の専門医であっても認知症は避けられない

先に紹介した精神科医の長谷川和夫さんは2021年、92歳でお亡くなりになりました。

長谷川先生は、いまも認知症の早期診断にもっとも使われている「長谷川式」

と呼ばれる検査指標の開発者です。また、「痴呆」という侮蔑的《ぶべつてき》な呼称を「認知症」に変えるよう国に働きかけ、当事者を尊重してケアをしていく「パーソン・センタード・ケア」の普及にも尽くされました。

それほど認知症の医療に大きく貢献されてきた専門医でも、認知症になることは避けられません。自ら認知症であることを公表したのは、88歳のときでした。「年を取ったんだからしかたない」と認知症を受け入れられ、認知症の実態を伝えるために講演活動を始められたのです。

新聞のインタビューや著書『ボクはやっと認知症のことがわかった』（猪熊律子氏との共著、KADOKAWA）でも語られていますが、認知症は固定した状態ではなく、認知症とそうでない状態があって、それが連続しているそうです。

つまり調子の良いときもあれば、そうでないときもあって、朝が一番調子が良く、午後1時を過ぎると、だんだん疲れてきて、自分がどこにいるのか、何をしているのか、わからなくなってくる。夕方から夜にかけては疲れているものの、食事や入浴など決まっていることが多いから何とかこなせ、眠りについて翌朝起きると、もと通り、頭がすっきりしている、という。

調子の良いときは、いろいろな話や相談ごとなどもでき、「これほど良くなったり、悪くなったりというグラデーションがあるとは考えてもみなかった」と驚かれています。

実際、認知症になったからといって、自分の知能や性格がすべて失われるわけではなく、そのほとんどが残っているところから、徐々に能力が衰えていくわけです。十分な残存機能も、中期くらいまでは残っています。

早い時期に認知症とわかれば、デイサービスなどで進行を遅らせることができますから、長谷川先生も講演活動を長く続けられ、マスコミのインタビューにも理路整然と答えられたのでしょう。

長谷川先生の立派なところは、自分からデイサービスに通われたことです。社会的地位が高い人は、体裁を気にしてデイサービスを拒否されることが多いのですが、先生はそれまで認知症の人にデイサービスをすすめてきたけれど、実際にどんなことをやるのだろうと積極的に行かれた。そして行ってみたら、やはり良かった。

とくに入浴サービスは、さっぱりして実に気持ちがよく、王侯貴族のような気分だと喜ばれていました。何より職員たちが利用者としっかりしたコミュニケーションをとっているのに感心し、デイサービスを上手に利用することの大切さを改めて感じたといいます。

講演活動や著作のほかにも、子どものときから認知症への理解を深めておくことは大事だからと認知症に関する絵本までつくられました。長年、老年精神医学に取り組まれ、認知症についてよく理解されていることが、晩年の実り豊かな生き方につながったように私には思えてなりません。

認知症の実態を知っているか知らないか。それが認知症になってからの人生を大きく左右することを長谷川先生は身をもって教えてくださった気がします。

2章
「ボケても意外と何でもできる」という事実
——私が認知症と向き合ってわかったこと

私と認知症との出合い。初めは怖い病気だと思っていた

私は、25歳のときに東大医学部附属病院の老人科（現在は老年病科）に研修医として勤めたことから、老年医学の世界へと足を踏み入れました。ただ、いま思えば、そこでやっていた医療は、およそ「老人医療」とは違うものでした。

1986年当時、老人科の入院患者の平均年齢は71〜72歳。東大病院全体の入院患者の平均年齢が68歳だと聞いていましたから、年齢層が若いだけに認知症の患者さんは少なく、認知症でもかなり重くなっていて、悪態をついたり暴れたりして家族が本当に参ってしまっているような患者さんが多かったわけです。

その後、同病院の神経内科で研修を受けたあと、後期研修医として国立水戸病院の神経内科と救急救命センターに勤めましたが、診ていたのは、基本的にめず

らしいタイプの認知症でした。

たとえば、脳の大脳基底核という部位や脳幹、小脳などの神経細胞が減少して、転びやすくなったり、下の方が見にくかったり、しゃべりにくいといった症状がみられるＰＳＰ（進行性核上性麻痺）という神経難病から認知症を発症したケースや、脳血管障害による認知症でまったく会話ができなくなった症例などでした。いわゆる自然な老化現象としてボケてきたタイプの患者さんは、あまりいなかったのです。

ですから医師として働き始めた当初は、私自身も「認知症は怖い病気だな」「できれば認知症にはなりたくない」と思っていました。

ところが１９８８年、縁あって、高齢者専門の浴風会病院に勤務するようになってから、認知症のイメージが大きく変わったのです。

高齢者専門の浴風会病院で認知症の実態に気づく

浴風会病院の入院患者さんは当時、平均年齢が85歳くらいでした。85歳を過ぎてボケる人のほとんどは、やはり老化現象の要素が強く、徐々にちょっとずついろんなことができなくなってくる症状が多いわけです。

日本で最初の高齢者専門の総合病院である浴風会病院は、もともと関東大震災のときに自活することができなくなったお年寄りの救護施設として始まりました。病院には養護老人ホームといわれる、原則的に身寄りのないお年寄りが入る施設が併設されていて、そこで亡くなるまでお世話をしていました。

当時、入院病棟は、徘徊したり大声を出したりするなど問題行動のある人が多かったのですが、老人ホームで診ている人たちは、そこまで重くはありません。

ちょっとボケ始めた人や少しずつボケが進んでいるような人がほとんどでした。

そういう高齢者をたくさん診ているうちに、だんだんと認知症の実態がわかるようになりました。それまで自分が診てきた認知症はごく一部のめずらしい、それもかなり重い症状のものであったことを知ると同時に、いかに世間で認知症が誤解されているかに気づかされたのです。

病院では昔からの伝統で、亡くなった患者さんの約半数の解剖を行っていました。年間に100例ほどでしたが、前述したように85歳を過ぎて脳にアルツハイマー型の変化が起こっていない人はいませんでした。脳の病理学の立場から見れば、85歳を過ぎると誰もが軽い重いの差はあるものの、アルツハイマー病だということです。

そう考えると、認知症も、年を取ってシワやシミのない人がいないように誰にでも起こる脳の老化であって、それにまつわる衰えだと考えることができます。

つまり認知症は、長生きすれば避けることができない老化現象の一つだ、と思うようになったわけです。

脳の老化は前頭葉から始まる

さらに、浴風会病院で膨大な数の高齢者の脳のCTやMRI検査画像をチェックするうちに、脳の中で最初に老化が始まるのは前頭葉であることを確信しました。脳の研究者の間では、かなり早い時点から、脳は前頭葉から縮み始めること、それも40代頃から始まることが知られていたのです。

ところが、前頭葉がどのような役割を果たしているかについては、長らく解明されていませんでした。脳の中でもっとも大きな部位であるにもかかわらず、1950年代までは未知の領域だったのです。それが図らずも明らかになったのですが、その詳しい経緯は後に回す（74ページ）ことにして、先に前頭葉の働きを解説しておきましょう。

私たちの脳の大部分を占める大脳は、前頭葉、頭頂葉、側頭葉、後頭葉に分かれています。前頭葉は、ちょうどおでこの裏から頭頂部のあたりに位置し、大脳の約４割を占めています。その役割は、思考や創造性、意欲、集中力、感情のコントロール、コミュニケーション、変化への対応などで、**前頭葉とはまさに「人間を人間たらしめている」大切な部位**なのです。

前頭葉は、脳の中でもっとも遅く成熟し、もっとも早く老化していきます。「最近、物忘れが激しくて」と心配する高齢者が多いですが、人間の脳は記憶を司る海馬よりもずっと先に、前頭葉から老化していくのです。

萎縮の進み具合は、かなり個人差がありますが、早い人は40代ぐらいから画像診断でわかる程度に縮み始めます。すると、創造性や意欲が低下していきます。

ただし、萎縮のスピードは非常に緩やかなため、自分では変化に気づきにくいも

脳の４つの領域とそれぞれの働き

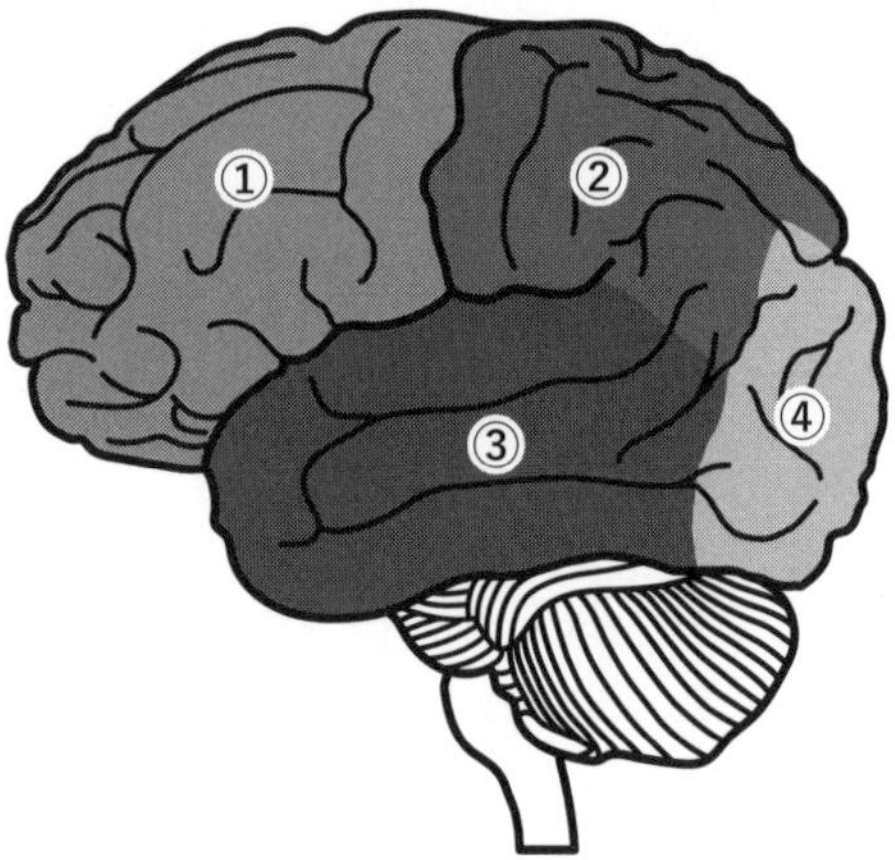

①前頭葉

思考や理性、創造性、意欲、集中力、好奇心、感情のコントロールなどを担う。「人間を人間たらしめている」大切な部位。脳の老化を遅らせるためにも前頭葉の刺激は大事。

②頭頂葉

知覚・感覚・空間など体の感覚を認識する。複雑な動作をしたり、計算をしたりする。

③側頭葉

聴覚の認知や感情に関わる領域。記憶の中枢を司る海馬がある。言語を理解したり、音楽などを解釈したりする。

④後頭葉

視覚情報を理解する領域。色や形、奥行など立体的にものを認知する機能を受け持っている。

のです。

50代、60代になって、本格的に前頭葉の機能が低下してくると、感情を抑制する力も衰えてきます。

あらゆる感情の中で一番強くてコントロールが難しいのは怒りです。いったん爆発してしまうと、なかなかおさまりません。

コンビニのレジで「いつまで待たせるんだ！」と店員を怒鳴りつけたり、飲食店で接客に不満があると「なんだ、その態度は！」とキレている老人を見かけたことがあるでしょう。

最近は、衝動的に人を殴って逮捕される高齢者のニュースも耳にしますが、そういった「暴走老人」と呼ばれるタイプの高齢者の前頭葉は、かなり萎縮が進んでいるはずです。

「悪魔の手術」で明らかになった、前頭葉の重要な役割

さて、前頭葉の役割がどうやって解明されたのか。その経緯を説明するには、精神科領域では語ることすらタブーとされてきた「負の歴史」に触れなくてはなりません。

ことの始まりは、1930年代にさかのぼります。ポルトガル人のエガス・モニスという神経科医が、統合失調症の治療法として、前頭葉の一部を切除する手術が有効だと提唱しました。これが、ロボトミー手術です。

確かに、前頭葉の一部を切り取ると、統合失調症の興奮症状がうそのようにおさまるのです。

しかも、言語能力や計算能力、つまり「知能」にはまったく影響しません。ま

さに画期的な治療法だと思われました。この功績によって、モニスは1949年にノーベル生理学・医学賞を受賞します。

ところが、その後、事態は一変。手術を受けた人たちが、感情の切り替えができず興奮状態がおさまらなくなったり、無気力、無感動になったりして、人間性が失われることがわかったのです。

あまりにセンセーショナルな事件で、このロボトミー手術をテーマに取り上げた小説や映画もつくられました。ジャック・ニコルソンが、ロボトミー手術を受けて廃人になってしまう主人公を怪演した、アメリカン・ニューシネマの代表作『カッコーの巣の上で』をご覧になった読者も少なからずいらっしゃるのではないでしょうか。

結局、「奇跡の手術」といわれたロボトミー手術は一転、「悪魔の手術」として、全世界で廃止されるようになりました。モニス自身も、恨みを買った自分の患者から銃撃され、終生半身不随となりました。

そして皮肉にも、ロボトミー手術の悲惨な結果から、前頭葉の主たる役割が、意欲と感情のコントロールであることがわかったのです。それまでも、事故などで前頭葉を損傷した人に同じような症状が見られるという報告はありましたが、手術を受けた多くの人に似たような症状が現れたということです。

その後、19世紀後半から20世紀になると、PET（陽電子放射断層撮影）やCT（コンピュータ断層撮影）、MRI（磁気共鳴画像）、MEG（脳磁図）、NIRS（近赤外分光法）など、科学技術の革新が進み、脳科学は急速に発達してきました。

とくに脳の構造を画像化する方法が開発されたことで脳の血流の様子が可視化され、人間がどんな行動をとったときに脳のどの場所が主に働いているかがわかるようになってきたのです。

その方法によって、人間はパニック状態になっているときに前頭葉の血流が大幅に減っていることがわかり、前頭葉がうまく働かないと感情のコントロールが利かないということが、ほぼ確定的になりました。

前頭葉が萎縮しても、必ずしも知能は低下しない

よく誤解されるのですが、前頭葉の機能が低下することで起こる問題は、意欲や集中力が減退したり、感情がコントロールできなくなったりすることであって、知能が落ちるわけではありません。前述のロボトミー手術の話を思い出してください。患者は前頭葉を切除されても、知能にはまったく影響が出なかったのです。浴風会病院でも、前頭葉の萎縮と知能には関係性がないことを証明するケースが多々ありました。

認知症の人は、5分前のことを忘れてしまっても、いま相手が何を話しているか理解できるため、正常な会話が成立する場合がほとんどです。初期ならほぼ全

員が認知症になる前と同じレベルの会話ができますし、文章を書いたり計算したりする能力に影響が出ることもありません。それどころか、囲碁や将棋の強い患者さんも多く、その明晰さに感心したこともあります。

理由の一つは、前頭葉や記憶力を使わなくても、側頭葉や頭頂葉で情報処理や知的活動ができるからです。言語理解を司る側頭葉や計算能力に関係する頭頂葉は、かなり高齢になるまで老化しません。記憶障害があっても、知能はかなり保たれている場合が多いのです。

あるとき、東大出身で代議士の秘書をやっていたという80代後半の男性が診察に訪れました。葬儀に参列して途中でトイレに行ったら戻ってこれなくなったそうで、心配した家族に連れてこられたのですが、話していても理路整然としています。テストをしてみると、物忘れはそこそこありそうでした。ところが、知能指数はなんと140もあったのです。

それから3年くらい経って肺炎で亡くなりましたが、その頃も、迷子になるなどいろいろトラブルは起こしていたものの、会話は普通にできて知能テストの点数は110くらいありました。つまり、一般の人より賢いくらいです。

しかし、脳の解剖をしてみたら、こんなにひどい認知症だったのかと驚くほどアルツハイマー型の変化が起こっていました。

こんなケースもあります。私の患者さんに、80代になっても精力的に活動している政治家の方がいました。思考が柔軟で、そのためか周りに絶えず若い人が集まっていたのですが、脳のCT画像を撮ってみると、前頭葉の萎縮がかなり進んでいました。

ところが、その方は人前に出て立派に演説し、支持者の声にもしっかりと耳を傾け、さまざまな人と議論を交わしているようでした。

もともと知能が高い人は、認知症になっても初期であれば、かなり高度な知的作業もできます。物事に関する思考能力はあるので、新たに入ってくる予定や決定事項について、秘書や秘書官がきっちり管理していれば、約束をすっぽかすこともなく、用意したスピーチ原稿もちゃんと読めるわけです。

学者や弁護士のような知的な職業に就いている人でも、実は認知症だったということがあります。**自分の専門領域のことや過去から積み重ねて学習してきたことは認知症になってもそうそう忘れない**からです。

軽いうちなら大統領でも務められる

認知症は進行性の病気ですから、発症からの経過時間によって症状の程度は異なります。前にも触れたように、多くの人が認知症に抱いている「人の顔もわからなくなり、人との会話もできなくなってしまうような状態」になるのは、かなり進行したときの症状です。

それぞれの性格や生き方によって、進行のスピードはかなり変わりますが、人とのコミュニケーションがまともにとれなくなるという状態になるのは、病気が発症してから最低でも5年以上かかります。

以前、有力政治家が「日本の米を中国に売れば7万8千円で売れる。日本で売ったら1万6千円だ。7万8千円と1万6千円ではどっちが高いか。アルツハイマーの人でもわかる」と発言して波紋を呼びましたが、軽いうちであれば、おそらくその政治家よりは賢いだろうし、重くなったら7万8千円と1万6千円のどっちが高いかわからなくなるのがアルツハイマー病です。

確かに認知症は一度発症すると、次第に症状が進行し、最終的には家族の顔もわからなくなって、普通にしゃべることも困難になる病気ではあります。しかし、初期の段階ではほとんど支障なく、日常生活を送ることができます。認知症になってからも、それまで通りの生活をしている人は決して少なくありません。

たとえば、アメリカのレーガン元大統領は、退任してから5年くらいで自らアルツハイマー型認知症であることを告白していますが、その頃は会話にも支障が出ていたのを見ると、在任中からすでに記憶障害くらいは発症していたと思われます。それでもハイレベルの公務を務めることができたわけです。

同じくらい脳が縮んでいたり、変性が著しいことがわかったりしても、さほど認知症の症状が現れない人もいれば、ひどい症状を示す人もいます。その差は何かというと、頭を使っているかどうかだと私は思っています。

確かにレーガン元大統領や、イギリスのサッチャー元首相のように、頭を使っていても、認知症になるときはなるのですが、私の見立てでは、彼らが大統領や首相のように頭を使う職業についていなければ、もっと早くに発症していたし、もっと速く進行していただろう、ということです。

私は、認知症に関してはほとんど発症後の患者さんしか見ていませんから、頭を使っている人のほうが認知症になりにくいとは断定できません。しかし少なくとも、**認知症になってから頭を使っている人のほうが進行のスピードが遅いということは、私の長年の臨床経験を通して実感しています。**

なぜ、鹿嶋の認知症の人は都内の人より進み方が遅いのか

東京都杉並区の浴風会病院のほかに、茨城県鹿嶋市の病院でも定期的に認知症の患者さんの診察をしていたことがあります。そこで、浴風会病院の認知症の患者さんは進行が速いのに、鹿嶋市の患者さんはゆっくりだということを発見したのです。

当時は、認知症を痴呆と呼んでいたくらい偏見が強く、杉並区という富裕層の多い地域にある浴風会の患者さんは、認知症とわかると、「恥ずかしいから」「車

にはねられると危ないから」などと言って、家族が家に閉じ込める傾向にありました。

その頃もデイサービスはあるにはあったのですが、利用する人は非常に少なく、ほとんど一日中、何もしない状態になってしまう。そうすると、進行のスピードが速くなるようでした。

一方、鹿嶋市の認知症の人は、比較的自由に暮らしていました。東京にくらべると、はるかに交通量は少ないし、一人で出かけて迷子になっても、近所の人が見つけて連れ帰ってくれます。

また、浴風会病院のほうは、大半がサラリーマンをリタイアした男性や専業主婦だったのに対し、鹿嶋市の患者さんは、農業や漁業に従事している人が多く、その仕事をお手伝い程度でも続けていることが少なくありませんでした。

「続けていいですか」と聞かれた場合、私は基本的に「大丈夫ですよ」と答えていましたし、鹿嶋ではそれまでの生活を続けるのが普通だったのです。

鹿嶋の病院には数年間通いましたが、**認知症になっても、やっぱり普段通りの生活をなるべく続けさせてあげたほうが症状が進まない、**ということを確信しました。

そして、もう一つ。**地域の中で普通に認知症の高齢者が暮らしている。それが、認知症の進行を遅らせるためには、とても重要**であることを痛感させられました。

「ゴキブリ御殿」になっても一人でしぶとく生きている

同じ頃、保健所の要請を受けて、近隣から苦情が出ている高齢者を往診する仕事もしていました。

たとえば「近所のおじいちゃんがいつも徘徊している」とか「一人暮らしの隣のおばあちゃんの家がゴミ屋敷みたいになっている。臭くてしょうがないからなどうにかしてくれ」とか、そういう苦情が入ると、その高齢者を訪ねて診断をするわけです。

あるとき、80代女性の家に派遣されたのですが、玄関に入った途端にもう死ぬほど臭くて、床の上をゴキブリだのなんだの気持ち悪いものが、はいずり回っていました。どうやらその人は毎日、コンビニで弁当を買っているらしく、その食いさしをそのまま床に積んでいるのです。

ひょっとしたら、その残飯を食べているのかもしれない。風呂にも入っていないみたいだから、本人もめちゃくちゃ臭い。人間って、それでも生きていられる。すごいものだなあ、と感心しました。

私なんか、ゴキブリが大嫌いで、家にゴキブリが一匹出ただけでもう逃げまわって、くん煙剤のバルサンをたいて、ビジネスホテルに泊まったことがあるくらい苦手なのですが、その女性はゴキブリなんかどうってことないわけです。まあ、ゴキブリは病気を媒介しないから気持ちが悪いだけなのですが、ボケると気持ち悪いこともなくなるらしい。

この話を例に出したのは、それほど**認知症が進んでも意外に一人暮らしはできるし、生きる意欲というか、生存本能はしっかり残っている**ということです。

まったく掃除もしなければ風呂も沸かさないという点では面倒くさい家事をする気は毛頭ないのですが、お腹が減ったら、コンビニに行く。別に万引きするわけではなく、ちゃんとお金を払って、コンビニ弁当を買って帰る知恵はある。それは、生存本能が強く残っている証拠だと思います。

生存本能はたぶん最後の最後まで残る

認知症の症状が進むと、「一人で外出させると車にはねられるかもしれない」と考える家族が多いのですが、あまり心配する必要はないと思います。私はこれまで3000人以上の認知症の患者さんを診てきましたが、私が診てきた範囲で車にひかれたという患者さんは一人もいません。

認知症の人は、自動車を普通の人以上に怖がります。たぶん危険を避ける動物的な本能だと思うのですが、たとえば殴られたり蹴られたりするようなことも上手に避けます。

また、これは症状が重くなって、だんだん相手のことがわからなくなってきたときによく見られる現象の一つですが、誰にでも敬語を使うようになります。そのほうが喧嘩にならないし、殴られたり蹴られたりする危険がないからでしょう。

私の患者さんの中には、息子に敬語で話すようになって、ボケてしまったのかもしれないと家族に連れてこられた人もいました。また、元大臣の患者さんは、最初の頃、病院のスタッフがトイレまで連れていってあげたりしたときに「失敬な」と怒っていましたが、症状が重くなるとみんなに敬語を使うようになり、人間関係がよくなったものです。

認知症がかなり進んでも、自分の命を守ろうとする生存本能は結構、残っています。徘徊している認知症の人をはねたドライバーが「向こうからぶつかって来たんだ」という言い訳をしたときに、世間の人は認知症だったらやりかねないと思うかもしれませんが、それはまずあり得ません。

どんなに認知症の症状が重くなったとしても、車にぶつかりそうになったら反射的に逃げます。自分の身が危険になるような行動はとりませんし、危険を感じて身を守るという本能は残るのです。

認知症は進むにつれて、これまで生きて得てきたことがだんだん抜け落ちていくわけですが、そういった動物的な生存本能というものは、一番最後まで残るものかもしれません。

本当に幸せかどうかは本人しかわからない

話は戻りますが、ゴキブリと共生していた80代女性は、まだ一人でしぶとく暮らしていけそうな気はしたものの、諸般の事情を考慮して診断書には、「重度認知症なので一人暮らしは困難と思われる」というふうに書きました。その後、記憶が定かではないのですが、何らかの形で特別養護老人ホームに入ることになったと思います。

当時、バブル景気は終わっていたものの、公的な補助金が十分用意されていたので、その頃の特別養護老人ホーム、とくに都内の特養は、設備やケア面も、ものすごく良かったのです。

現在の介護保険が始まってからは、特養は社会福祉法人や地方公共団体が運営していて、一人当たりのホームの収入は月に介護保険からの26～27万円と患者さんが負担する食費やオムツ代など、合わせてせいぜい40万円ちょっとくらいです。ところが、その当時は、東京都が1ベッドあたり50〜60万円の補助金を出していましたし、建物も民間の有料老人ホームよりもいいくらいでした。そういう施設に入ったわけですから、たぶん外見的には幸せだったと思います。

立派な施設で、介護スタッフが一日に三度ちゃんとご飯を食べさせてくれて、お風呂にも入れてくれる。一人暮らしのときよりも、はるかに清潔で豊かな暮らしができるわけですから。

ただ、ゴキブリが這い回っているゴミと弁当がらだらけの屋敷では、自由だった。誰に干渉されることもなく、好きなときに起きて、お腹が空いたら好きな弁当を買いに行って、好きなように生きていた。そのおばあさんにとって、そういう自由がなくなったことが果たして良かったのか悪かったのか……。私にはわかりません。

ある意味、日本という国はお節介やきだと思います。

たとえば、北欧諸国は介護は充実していますが、高齢者医療は実質的に行われていないと言っても過言ではありません。つまり、高齢者には、介護は一生懸命やるものの、寝たきりの高齢者の食欲が落ちて、スプーンを口まで持っていっても食べなかったら、その人は生きる意思がなくなったとみなされて、それ以上の処置はしないのです。

アメリカには、すばらしい老年医療があります。食べなくなったら高齢者の心のケアまで用意されていて、何人もの医師や看護師がチームを組んで高齢者を診ることもめずらしくありません。しかし、これは富裕層に限られます。メディケアなどという高齢者用の公的保険システムがありますが、受けられる医療はかなり貧相で、一般のほとんどの高齢者は、弱ってから長生きすることはできません。

しかし日本では、誰であろうと食べなくなったらまず点滴をします。脱水が改善されたらまた食べるようになることもありますし、食べなくなった原因が肺炎の場合であれば、肺炎に有効な抗生物質を点滴に入れます。

たとえ、その人がお金を持っていようがいまいが、生きられるだけ生きさせる、という医療をやってきたのです。そういう意味では、本人が望むと望まざるとにかかわらず、福祉という名のもとに無理に生かしてきた、という側面もあるわけです。

それが良いか悪いかは、正直言って、私にはわからない。**結局、幸せかどうかは、本人にしかわからない**のですから。

「介護保険制度」がもたらした大きな変化

いまは認知症になっても、介護保険を利用しながら一人暮らしを続けている人はいくらでもいます。全体的に見れば、自分の力では生活ができないレベルの認知症の9割ぐらいの人が、介護サービスを受けるなどして、周りに迷惑をかけることなく生活をしています。

2000年4月に介護保険制度がスタートしたのは、認知症患者とその家族にとって、非常に大きな出来事でした。それまで家族の問題だった高齢者の介護を社会の問題としてとらえ、介護が必要な高齢者の自立支援や介護する家族の負担を軽減するための社会的な仕組みができたわけですから。

認知症に関する政府の施策は、ずっと立ち遅れていました。日本が、65歳以上の人口比率7%を超える高齢化社会に突入したのは1970年です。前述したように、その頃、認知症は「痴呆」と呼ばれ、ホームに入ることができるまでは、それぞれの家庭で対応するしかありませんでした。このひどい呼び方が示すように、まともな人間として扱われないケースが多かったのです。

そんな中、1972年に有吉佐和子さんの小説『恍惚《こうこつ》の人』がベストセラーになり、映画化もされました。世間の認知症への関心が一気に高まりましたが、政府が本格的に施策に取り組みだしたのは、厚生省（現・厚生労働省）が「痴呆性老人対策推進本部」を設置した1986年のことです。

当時から、家庭で介護を行っているのは、妻や嫁、娘であることが多く、核家族化や介護をする側も高齢化が進んだことなどから、在宅介護は難しくなっていました。さらに女性の社会進出が増えたために、在宅介護と勤務との調整が困難になるという新たな問題も出てきていたのです。

その後も高齢化率は上昇を続け、介護離職が社会問題となる中で、「介護の社会化」を謳《うた》って、家族頼みだった高齢者介護を社会全体で支えることを目的に施行されたのが、介護保険制度でした。

介護保険制度は、40歳以上の国民が介護保険料を払い、原則65歳以上で介護が必要だと認定された人が介護サービスを受ける制度です。特別養護老人ホームなどの施設サービス、訪問介護などの在宅サービスがあるほか、これまで何度も言及しているデイサービス、つまり福祉施設に通って日帰りで介護を受けられるサービスがあります。

デイサービスの利用者は日中、食事や入浴、機能回復のための訓練やレクリエーションなどの介護サービスを受けます。ワゴン車などで自宅まで送迎してくれますが、朝8時半頃に迎えにきて、夕方5時過ぎに送ってくるというスタイルが一般的です。

このサービスは、介護する家族の負担を軽減するだけでなく、何よりも本人にとって大きなメリットが期待されることは、すでにお話しした通りです。

実際、デイサービスは認知症の進行を遅らせるのに、非常に貢献していると思います。介護保険が始まって以降、それ以前にくらべると認知症の進行が明らかに遅くなっているのです。田舎の人のほうが認知症の進み具合が遅いと言いましたが、介護保険制度ができてから都会でもあまり進まなくなりました。

介護保険がスタートする前年の1999年に、アルツハイマー型認知症の世界初の治療薬アリセプトが発売されましたが、私は、**アリセプトよりデイサービスのほうが、症状が進むのを遅らせる効果がある**と考えています。

もっと言えば、2023年「レカネマブ」という新薬が日本でも薬事承認され保険適用になりました。症状の改善を図る従来の4種類の治療薬とは違い、レカネマブは神経細胞を死滅させるアミロイドβを減らし、症状の進行を抑える効果があると期待されています。しかし、認知症の原因はアミロイドβだけではありませんし、デイサービスに通って頭を使うことのほうが私は有効だと思っています。

時間を巻き戻すと、介護保険によって、変化が見られたことがもう一つ。あちこちの病院に、老化に伴う「物忘れ」と「認知症」を区別し、認知症を早期発見・治療するための「物忘れ外来」が併設されるようになりました。

それまでは、かなり症状が重くならないと来院しなかった認知症の人が、軽いうちから来るようになってきたのです。軽いうちからデイサービスを利用すれば、なお有効です。

そして、2004年には、あの侮蔑的な「痴呆症」という病名も、誤った認識を招きかねないとして、「認知症」と変更されました。

ちなみにスタート当初、149万人だった介護保険の利用者数は、2023年3月には597万人と約4倍に増加して、介護が必要な高齢者にはなくてはならない制度として根づいています。

私が認知症をテーマに映画を撮った理由

若いときから老年精神医学に従事してきたことで、私自身の人生観はかなり変わりました。

さまざまな高齢者を見たことから、役職や地位に執着するのは意味がないなと思うようになり、37歳で病院の常勤の医師を辞めました。詳しいことは拙著『どうせ死ぬんだから——好きなことだけやって寿命を使いきる』に書きましたが、それについてはまたあとで触れるとして、その後、フリーランスの医者をしながら、文筆業や念願だった映画監督をやるようになりました。

これまで5本の監督映画が劇場公開されていますが、2012年に公開された『「わたし」の人生(みち)～我が命のタンゴ～』は、認知症をテーマにした映画です。父親が大学の名誉教授で、自分もついに教授の座にまで上り詰めた有能な女性教授が、父親が認知症を発症し、それが異常行動が多いタイプの認知症であったために、大学を辞めることになる。つまり、介護離職をしてしまいます。

自身の認知症をなかなか受け入れられない父親と、重い現実に押しつぶされそうになる娘……。それでも、いろいろな人に支えられながら、介護を続け、最終的に施設介護を選んで、親も娘も幸せになるという話です。

これまで作られた日本の認知症の映画は、最期まで在宅で頑張る話がほとんどでした。

確かに感動的ですが、観た側の人たちに、介護は最期まで自宅でやらなければいけないという義務感を与えたり、それを強めたりしてしまいます。

だから最期は施設を選ぶことで、介護する側も介護される側も幸せになれることを映画で伝えたかったのです。

この映画は内外での評価が高く、モナコの国際映画祭では、私が人道的監督賞をいただくなど3賞を受賞し、また公開時のぴあによる映画・満足度ランキングでは同じ週に公開された『桐島、部活やめるってよ』（監督：吉田大八。主演：神木隆之介。２０１２年製作）を抑え首位に立ちました。

まだまだ治らない〝恐れすぎ病〟

老年精神科医として非常に残念に思っているのは、認知症に対する正しい理解が遅々として進まないことです。

日本は、２００７年に65歳以上の人口の割合が21％を超える「超高齢社会」に突入したあとも、高齢化率は上昇を続けています。昔とくらべ、要介護や認知症がめずらしくなくなっているにもかかわらず、介護保険や福祉のサービスについて事前に調べない人が少なくありません。

コロナにしてもそうでしたが、日本人というのは何かにつけて怖がるだけで、きちんと調べて、いざとなったときの対策を考えていない人が多いのです。私は、それを「恐れすぎ病」と呼んでいるのですが、この病にかかっているせいか、認知症に対する誤解がなかなか解けない。一時は、昔より偏見が強まっている印象さえ受けました。

人気脚本家の橋田壽賀子《はしだすがこ》さんが、「私は80歳を過ぎた頃から、もし認知症になったら安楽死がいちばんと思っています」と雑誌に寄稿して話題を呼んだのは2016年のことでした。私はその記事を読んで、正直、やれやれと思ってしまいました。こうした発言をする人は、認知症に対して大きな誤解をしているからです。認知症になったら一人では何もできなくなって、周りに迷惑をかける。支離滅裂なことを言って、徘徊したり失禁したり、と恥をさらして生きていくことになる。そんなふうに思い込んでいる人がどれほど多いか。

この思い込みが、認知症になるくらいなら死んだほうがマシ、安楽死で死なせてください、という発言に結びつくわけです。

認知症の本当の症状や特徴を知らないことが、この病気に対する恐れを増幅させているとも言えます。繰り返しますが、認知症は老化現象の一つですから基本的にはおとなしくなります。だから、それほど迷惑をかけることはありません。たしかに末期になると失禁や会話ができなくなって周囲の世話にはなりますが、問題行動で迷惑をかけるのはせいぜい5％程度、あっても1割に満たないくらいです。

そもそも迷惑をかけている人は、生きている価値がないのでしょうか。赤ん坊は言葉もわからないし、排泄や食事の世話もすべて大人にやってもらっていますが、邪魔だとか殺せとかいう話にはならないでしょう。なぜ、赤ん坊はよくて、お年寄りはいけないのか。

しかも、**お年寄りは、それまでずーっと働いて、納税して社会に貢献してきているわけです。**拙著『どうせ死ぬんだから』でも述べましたが、**だれもが社会に「貸しをつくる」生き方をしてきたのですから、人生の終盤は、正々堂々と社会に貸しを返してもらうつもりで迷惑をかければいい。**私はそう考えています。

認知症への理解が進まないために、安楽死、つまりは殺してほしいなどと恐れられる病気と思われ、それが高齢者差別のベースとなっているのが、私は残念でなりません。

誤解を生んだ大学教授と広めたマスコミ

2016年以降、高齢ドライバーによる事故が、ニュースやワイドショーで毎日のように取り上げられ、社会問題化しました。それを受けて翌年から、75歳以上の高齢者が運転免許を更新する際に認知症と診断されたら、運転免許を取り消されることになりました。これまでも私が著書や雑誌のインタビュー、講演会、SNSなどでしつこく発信してきましたが、こんなおかしな話はありません。

この道路交通法を定めるにあたって、認知症の患者さんをろくに診ていないような大学医学部教授たちがアドバイザーになり、世間の認知症のイメージくらいしか知らない官僚が、法律の文面を考えたとしか思えません。

つまり、私たちみたいに認知症の患者さんをずっと診てきた者であれば、認知症は軽いうちであれば楽勝で運転ができるとわかっています。私たちからすると、「認知症が一定以上進み、運転に支障をきたすようになったら免許を失効する」というのが正しい文章であって、認知症と診断されたら免許を失効するというのは認知症の本質をまったくわかっていない。

そんな法律をつくったことについて国会議員も誰一人として反対しない。本当に危ないのかどうかの実態調査や統計学的な調査もまったくしないで、免許を取り上げるというのは、認知症の人に対する差別でしかありません。

本来なら、マスコミが冷静な解説をすべきなのですが、高齢者が事故を起こしたときにテレビのコメンテーターなどは「やっぱり高齢者の運転は危ないですねえ」と単なる印象論を口にする。私だったら「免許を返納するとかなりの数で要介護高齢者が増えて、高齢者が不幸せになり、国家の介護予算が増える」と答えますが、そういう本当のことを言う人間はなぜかマスコミから干されてしまうのです。

現に、国立長寿医療研究センターの調査では、運転をやめた高齢者は運転を続けている高齢者にくらべ、8倍の要介護リスクがあることがわかっています。認知症が一定以上重くなってしまった人であれば、デイサービスなどを利用して外出できますが、そうでない場合、とりわけ地方の高齢者は、自動車がないと外に出る手段がなくなってしまいます。買い物にも病院にも行けないし、サークルにも参加できません。外出が減ることによる刺激のなさが、認知機能を落としてしまうのです。

だから私は、高齢者の方たちに「免許を取り上げられたらボケてしまいますから、意地でも自主返納などしないでください」と話しています。

いや、そうは言っても認知症の人を運転させたら危ないでしょう、と思われるかもしれませんが、運転に支障をきたすレベルになるとエンジンもかけられません。エンジンをかけて普通に走れる人は、そんなに危険ではないはずです。

実際に、交通事故のもっとも多い世代は24歳までの若い世代です。高齢者の事故が目立つようになったのは、高齢者が増えたから仕方ありませんが、高齢者の死亡事故の場合、対人事故は2割弱、死亡事故の4割はものにぶつかって自分が亡くなる事故なのです。

「認知症基本法」という法律ができたのをご存知ですか?

高齢者を専門とする精神科医として、また認知症の人を35年余り診てきた医師として、近頃、非常にうれしかったのは2023年6月、ついに「共生社会の実現を推進するための認知症基本法」（通称「認知症基本法」）という法律が成立したことです。

実は、この法案が国会に提出されたのは二度目です。一度目は2019年、自民党と公明党から「認知症基本法案」が出されたのですが、これでは不十分だと関係者からさまざまな意見が挙がり、成立には至りませんでした。その翌年からは新型コロナウイルス感染症の対応に追われて議論が進まず、2021年に発足した超党派議連によって内容が見直され、やっと決まったわけです。

今回、非常に重要だと思うのは、法律の正式名称に「共生社会の実現を推進するため」と明記されていることです。

昨今、世界でダイバーシティ（多様性）という言葉がよく使われるようになりました。人種や性別、宗教、価値観などさまざまに異なる属性を持った人たちが、組織や集団の中で共存している状態を表す言葉です。要するに、LGBTの人たちと共生する社会だとか障害者たちと共生する社会だとか、世間の標準から外れているとされて差別されていた人たちと一緒に働き、一緒に社会をつくっていきましょう、というのが共生社会の基本的な考え方なのです。

認知症の人も、共生社会の中になかなか入れてもらえませんでした。たとえば認知症という診断を受けたら、もう会社に来なくてもいいと言われたり、家庭内でも家事はもうやらなくていいから、みたいになってしまうことが多いわけです。運転免許の取り消しは最たるものですが、警察官僚がつくったその悪法とは違って、「共生社会の実現を推進するための認知症基本法」は非常によくできた法律です。

一番重要なポイントは、国や地方公共団体、国民の責務を定めている中で「国民は、共生社会の実現を推進するために必要な認知症に関する正しい知識および認知症の人に関する正しい理解を深めるとともに、共生社会の実現に寄与するよ

う努めなければならない。」と言及していることです。

つまり、認知症の人に仕事をさせたらダメだとか、運転させるのは危険だとか思っているとしたら、正しい知識がないわけです。認知症になっても、軽度の人たちは十分に働けるし運転もできるのですから、こんな人手不足のご時世に認知症の人にも社会で一緒に働いてもらうほうがよっぽどこの国のためなのです。

さらに認知症は、いまできることをやり続けるほうが進行が遅くなります。そのほうが介護費用だって安くつきます。だから無知であるがゆえの勝手な差別によって認知症の人を排除することにより、彼らの症状は重くなり、その結果国民の介護保険料や税金は高くなります。**正しい知識をもって彼らと一緒に働こう、運転もしてもらおうとなれば介護保険料も、また税金も安くなる**のです。

そういうことを含めて、この法律というのは、たいへん重要な法律ですから、ぜひ多くの国民に知ってほしいと思っています。

ところが、テレビはこの法律について取り上げない。これまで「認知症の人に運転させるのは危ない」とか「認知症になったら一人で生活させるのはやめたほうがいい」とか、さんざん認知症に対する誤解を振りまいてきましたから、恥ずかしくて正しい知識を伝えることができないのでしょう。

ボケても普通に生きられる社会へ

ともあれ、認知症をめぐる環境は大きく変化してきています。

「地域包括ケアシステム」の構築を目指す中で、団塊の世代が75歳以上の後期高齢者となる2025年を見据えて、2015年に認知症の国家戦略「新オレンジプラン」が策定されました。正式名称は「認知症施策推進総合戦略」で、認知症の人の意思が尊重され、できる限り住み慣れた環境で自分らしく暮らし続けられる社会の実現を目的に、次の7つの柱から成っています。

①認知症への理解を深めるための普及・啓発の推進
②認知症の容態に応じた適時・適切な医療・介護等の提供
③若年性認知症施策の強化
④認知症の人の介護者への支援
⑤認知症の人を含む高齢者にやさしい地域づくりの推進
⑥認知症の予防法、診断法、治療法、リハビリテーションモデル、介護モデル等の研究開発及びその成果の普及の推進
⑦認知症の人やその家族の視点の重視

新オレンジプランを推進してきた各方面の関係者の地道な努力で、認知症が受け入れられる社会的文化が徐々に育ち、地域包括ケアを含むトータル的なサポー

トネットワークが拡大してきました。

多くの自治体は積極的に認知症についての正しい知識を広め、認知症の人を地域ぐるみで支援する体制づくりを進めています。

たとえば、宮城県仙台市では、行方不明者などの急激な増加にともなって、「みまもりマップ対応フローチャート」を作成。それによって、コンビニやスーパー、金融機関などの見守り意識が高まったといいます。

「住み慣れた地域で暮らし続けるために」をテーマにした群馬県太田市では、人的支援のつながり方やネットワークづくりに重点を置いて、グループワークを開催。民生委員とケアマネージャーのつながりがスムーズになったそうです。

ちょっと変わった発想で取り組んで思わぬ反響があったのが、東京の板橋区。独居生活に困っている高齢者の事例から考えるのではなく、一人暮らしができている人の「なぜ、うまく生活できているのか」に着目して活動を始めたところ、介護事業者と同じくらいご近所さんとの関わりが多いことが判明しました。その結果、住民も自分たちの支える力に気づき、住民たちからも情報が寄せられるようになったといいます。

振り返れば、「痴呆」と呼ばれ、家に閉じ込められていた時代があったことを考えると、隔世の感があります。かつて私は茨城県鹿嶋市の認知症患者を見て、**認知症の進行を遅らせるためには、地域の中で普通に認知症の高齢者が暮らしていることが重要**であると痛感しましたが、まさにいま、そういう社会が日本各地でつくられようとしています。

２０２４年１月１日には「共生社会の実現を推進するための認知症基本法」が施行されました。いまこそ、認知症に対するつまらない誤解や偏見を捨てて、ボケても普通に暮らしていける社会づくりに参加しましょう。決して他人事ではありません。いずれは、みんなボケるのですから。

3章

「ボケ上手」への第一歩

――自縛をほどいて自由気ままな思考に転換する

認知症との上手なつき合い方。基本は「楽しく生きること」

私が生まれた1960年の日本人の平均寿命は、男性65・32年、女性70・19年でしたが、直近の2022年の簡易生命表によれば、男性は81・05年、女性は87・09年でした。この間に、平均寿命は男性で15・73年、女性で16・90年も延びたことになります。

1960年代は定年が55歳でしたから、退職したあと10年くらいしか人生がありませんでした。ところがいまは、65歳で定年を迎えたあとも10数年から20年以上生きなければなりません。厚生労働省は、2050年の平均寿命は男性84・02年、女性90・40年と、現在よりも3歳程度延びると推計しており、今後も日本人の平均寿命は延びていくと予測しています。

これだけ長生きすれば、誰にもボケるときがやってきます。ボケないほうが不思議なのです。ですから、ボケをいたずらに恐れたり、ボケないことを目指すより、どんなボケ老人になりたいかを考えたほうが賢明だと思います。

私は、ボケても自分の好きなことを遠慮なく楽しめる老人でありたい。できないことは人の手を借りながら、自分が楽しいと感じることを可能な限り長く続けていきたいと思っています。

ボケても自分が楽しいと感じている間は、脳も喜んでいるわけですから、認知症の進行を遅らせることができます。**症状がなるべく重くならないように楽しく生きることが、認知症とうまくつき合うポイント**です。

先にお話しした通り、前頭葉を刺激し続ければ認知症の発症を遅らせることもできるわけですから、ボケてもボケなくても「楽しく生きる」ことがボケ上手な生き方の基本と言えます。

長くなった人生に必要な思考パターンの転換

長くなった人生後半を自分らしく楽しく生きるために、私が一番大切だと思っているのは「思考の転換」です。

誰にでも、人生の指針となる座右の銘や信念があると思いますが、そうした自分の軸となる考え方を若い頃のまま変えずにいると、老後はだんだん不自由になります。

高齢者と接していると、「働かざる者食うべからず」と考えている人が少なくありません。しかし、年を取れば、誰しもだんだん働けなくなっていくわけです。だから「働かずに年金で安穏と暮らしていていいのか」とか、「働いていないのだから、暮らしが苦しくても生活保護を受けるなんて厚かましい」などと思いがちです。若いときに自分が定めた生き方のルールのために、結局は自分自身を追い詰めて、うつになったりするわけです。

子どもには、働かざる者食うべからず、と教えるのは、悪いことではないと思います。子どもも時代に、努力の経験や、基礎的な学力を身につけてもらわないと、将来の選択肢が大幅に狭められてしまいますから。

しかし、年を取ればみんな脳も体も弱っていくのですから、徐々に周りに助けを求めながら生きていくのが当たり前です。**若いときの考えのままで、「そういうことはカッコ悪い」「ダメな人間のやることだ」などと思ってしまうと、生きるのが辛くなるだけです。**

「かくあるべし思考」では幸せになれない

大企業に勤めていた、あるいは管理職だったという男性が認知症になった場合、デイサービスを利用することをすすめても大半は嫌がります。「人に頼ってはいけない」「弱った人やボケた人たちと遊ぶなんてみっともない」と思い込んでいるからです。

精神医学の世界では、こうした考え方を「かくあるべし思考」と呼んでいます。人に頼ってはならない、男たるものこうでなければいけない、与えられた仕事はどんな困難があってもやり遂げなければならない、といった完全主義の人は、自分への要求水準が高い、いわば頑張り屋さんだからです。

自分への要求が高い分、「頑張らなければいけない」と自分を追い込み、それができなかった場合、歯痒くてイライラしたり、できない自分自身を情けなく感じたりします。

このように「かくあるべし思考」は、自分の考えで自分を縛るために、自分の素直な感情や本音が踏みにじられて、だんだん悲観的になっていきます。現在の精神医学の考え方では、「かくあるべし思考」とか、「この道しかない」とか思うことがもっとも心に悪いとされています。精神的な落ち込みが強くなると、うつを発症しやすくなります。

東大卒の財務官僚が仕事でつまずいて出世コースから外れてしまい、それを苦にして自殺した——というニュースを聞いたとき、世間の人は総じて「エリートは挫折を知らないから短絡的に自殺を選んでしまうのだ」と言います。しかし、私は、生きる道はほかにたくさんあるのに、それに気づかなかったから自殺したのだと思います。

財務省で出世できなくても、経済アナリストになる道もあれば、大学教授になる道もあるし、ベンチャー企業で活躍することもできるでしょう。**「幸せになる」というのをゴールにすれば、いくらでも道はある**はずです。行き詰まったら、別の道を探すのが、生きる力というものでしょう。そもそも、思い通りにいかないのが人生なのですから。

高齢になればなおのこと、どんなに頑張っても「かくあるべし」の通りには、とても生きられません。「人に頼ってはいけない」と思っていても、体や脳が弱ってくると頼らざるをえなくなります。

だから**素直に「人に頼ってもいいのだ」というふうに考え方を切り替えられるかどうか。それが、残りの人生を苦しいものにするか、楽に生きていけるかの大きな分かれ目**になります。

自分は頑張って生きてきたほうだなと思う方は、自分の人生観があまりに厳しくないか自己チェックをしてみてください。さすがに年を重ねたらこれは無理だよねえ、というふうに感じる考え方は、ここで思い切って断捨離しましょう。

そのとき、たとえば「頼ってはいけない」から「頼る」といきなり考えを切り変えるのは難しいでしょうから、「頼っていいかもしれない」とワンクッションを置いてみるといいと思います。「頼る」なら「そうはいかない」と思いかねませんが、「頼っていい可能性もあるよね」と考えれば、「その可能性はない」とは否定しにくいでしょう。

いろいろなことに「かくあるべし」と答えを決めつけるのではなく、「そうかもしれない」とほかの可能性を考えることは、メンタルヘルスに良いだけでなく、判断が妥当なものとなりやすいはずです。

答えは一つではないのだから、楽な道を選択すればいい

私も、若い頃は「ものごとには必ず、正しい答えがある」と思いこんでいました。

私が専攻している精神分析の世界では、フロイトの没後、いろいろな学派が勃興し、自分たちが正しいと主張し合っています。昔は、私もコフート学派がほか

の学派より患者さんをうまく治せるし、フロイトが主張する無意識の性欲みたいな、あるのかないのかわからないものを論じるより、コフートが言うように患者さんに共感的な姿勢で接するのが正しいに決まっている、と思っていたのです。

しかし、実際に臨床の現場で自分の正しいと思う理論を当てはめても、問題が解決しないケースがいくつも出てくるわけです。いまでもコフート的な治療を行っていますが、患者さんによって性格やものの考え方も違いますから、フロイト学派のように患者さんに対して家父長的な接し方をしたほうがいい場合も十分ありえることに気づきました。

どれが正しいかという不毛な議論をするより、結果がよければ、いろいろなやり方があっていいと思えるようになったわけです。

おのずと何のために勉強するのかというスタンスも変わりました。昔は、ほかの学者に負けたくないという気持ちもあって、正解を求めてひたすら勉強していたのですが、いまは、いろいろな答えがあるのを知るため、いろいろな人の考えを受け入れるために勉強しています。

事実、「ただ一つの正しい答え」などあるはずがありません。答えはいくつもあって、時代が変わればまた違う答えが出てくるでしょう。

昔は、バターよりマーガリンのほうが体にいい、と考えられていたように、医学や栄養学の常識はくつがえされることも多いわけです。どんな分野でも、常識が数年もしないうちにひっくり返ったり、まったく新しい考え方が出てきたりするのはめずらしいことではありません。

要するに、**どれが正しい答えなのかは半永久的にわからないまま**なのです。むしろ、**答えや選択肢を複数同時に持っていられること、それこそが本当の賢さ**ではないかと思うようになりました。

私は頭の固いバカになるのが一番怖いので、ずっと勉強を続けています。でも、いま、もう一度東大を受けろと言われても合格する自信はありません。若いときのような知能はありませんが、いまのほうが賢いと思っています。

世の中のほとんどのことは答えは一つではないし、将来、よりよい答えが出てくる可能性もあるのですから、なるべく多様な答えを知っているほうが時代の変化に適応できます。選択肢をいくつか持つことは、人が生きていく上でも重要なポイントだと思います。

高齢になったら、「楽な生き方」を選択するのが幸せな老後につながる道です。迷ったときは、「楽な道」を選んでください。能天気なくらいがちょうどいい。少なくとも意地を張って、「人に頼るべきではない」などと自分に厳しい枷《かせ》を掛けることで、得をすることは何一つない気がします。

「これしかない」と思うより、「こっちがダメなら、あっちがあるか」と考えられるほうが当然、気は楽になるでしょう。選択肢が多ければ多いほど考え方は柔軟になっていきますし、あれこれ試すうちに自分に合った最適解が見つかる可能性が高まります。

高齢者を数多く見てきた私の経験から、高齢の方はこれまでの人生の中で身につけてきたいろいろな「かくあるべし」を捨てて、もっと楽に生きてほしいのです。

老けた人と若々しい人の違いは何か?

現代人は総じて、見た目も肉体年齢も若返っています。一応、WHO（世界保健機関）の定義にならって、日本でも65歳以上を「高齢者」と定めていますが、65歳になって「自分は高齢者の仲間入りをしたんだな」と実感する人はまずいないでしょう。時代とそぐわなくなってきているのは明らかです。

ただ、これは私が6000人以上の高齢者を診てきた中で気づいたことですが、

60代も半ばを過ぎると、同じ年齢でも、とてもそうは思えないほど若々しい人と、ひどく老け込んで見える人の差が激しくなるのがわかります。しかも、「見た目年齢」の差は、その後、年を重ねるにしたがって、ますます開いていきます。

つくづく、老いは個人差の激しいものだと痛感します。

では、年齢より若々しく見える人は、老け込んでしまう人と何が一番違うと思われますか?

ズバリ、「気持ちが若い」のです。

気持ちが若い高齢者は、年齢など気にしていません。自分のお気に入りの服を着て、食べたいものを食べて、好きなところへ出かけます。足腰が弱ってきても「楽しめるのはいまのうちだから」と、かえって活発になることもあります。

一方、老け込んでいく人は、「もう年なんだから海外旅行はやめよう」「食べ物も野菜中心の健康的なものにしよう」「もう若くはないのだから目立つ格好はやめておこう」というふうに何事にも用心深くなって、自分自身にブレーキをかけるようになります。

そうなると、心の自由も行動の自由もどんどん奪われてしまい、年齢通りの高齢者になってしまうのです。

少し前のことになりますが、フランスのモンペリエ大学のヤニック・ステファン博士は、1万7000人以上もの中年と高齢者を追跡調査して、「主観年齢」つまり**自分が感じている年齢が、若ければ若いほど健康度がアップし、老いていくスピードがゆるやかになる**、という事実を突き止めました。

一方、主観的年齢が高い人は、無意識のうちに身体的活動に制限がかかって運動するのが面倒になり、ストレスの対応力が衰えるとともに、自分の身体への関心も消極的になって、最終的には病気と縁が切れなくなるという悪循環に陥ってしまう可能性がある、というのです。

こうなると、高齢者が実年齢を意識するのは百害あって一利なし、と言っても過言ではありません。実年齢は、シルバーサービスを利用するときくらいに思い出すことにして、それ以外はきっぱり忘れてしまいましょう。自分が感じる年齢のほうが、実年齢よりも、いまのあなた自身を表しているのです。

目指すは「年甲斐もない人」。つまらない倫理観は捨ててしまえ

日本には、高齢者に対する妙な生活規範や道徳観の押しつけがあります。「年を取ったら派手なことは控えるべきだ」とか「欲はもたずに淡々と生きるべきだ」とか勝手に決めつけますが、何の根拠もありません。にもかかわらず、それに反するような行動をとろうものなら、「いい年をして」「年甲斐もなく」みっともない、と顰蹙《ひんしゅく》を買うのです。

何より問題なのは、高齢者自身も、その押しつけを自ら受け入れてしまっていることです。しかし、これは本質的に間違っています。

年とともに前頭葉の機能が落ちてきて、ただでさえ意欲が弱まってきているのですから、好き勝手にやりたいことをやったほうがいいのです。「いい年をして恥ずかしい」などと、やりたいことをいたずらに押さえ込んでいると、何もやる気が出なくなり、何をやってもつまらないという人間になってしまいます。

高齢になっても何ごとも楽しめる人になるか、何をしてもつまらない人になるかは、自分の「欲望」とのつき合い方にかかっているのです。

歌人で精神科医の斎藤茂吉の妻・輝子さんは、夫亡きあと、80歳を超えても世界各国を旅行していました。それもエベレスト山麓やアフリカなど、年齢を考えると周りがハラハラしそうな旅先です。しかしそんなことは歯牙にもかけず、好奇心のおもむくままに108カ国も訪ね歩いたそうです。

息子の北杜夫さんとの対談で、「偉大な人の妻っていうのは、みんな悪妻に決まっているんだもの」と開き直っているのが痛快でした。まだまだ倫理観が強かった昭和の時代、道徳律や「年甲斐もなく」という世間の圧力とは無縁の生き方を貫かれたのはすばらしいと思います。

最近は、70歳を過ぎても、バイクを乗り回したり、ファッションを楽しんだりする人がめずらしくなくなってきました。髪を染めて、ジーンズをはいている高齢者がいたとしても、驚かれませんし、ましてや奇異な目で見られることもありません。若い人たちからは、「カッコいい！」ともてはやされることさえあります。

そういう時代になってきたのです。

「いい年をして」「年甲斐もなく」は高齢者を縛る「呪いの言葉」だと心得て、そんなふうに周りから言われるのを気にしたり、自分に言い聞かせたりしないで、おもしろそうだなと思ったことはやってみることです。

どうぞ、自分の欲望に素直に従って、やりたい放題、やってください。シングルなら恋愛も大いに結構。せっかくここまで生きてきて、やっと手にした自由な人生を自ら手放してしまっては、もったいないことこの上ありません。

楽しいことだけしていいのが「老いの特権」

70歳にもなれば、もう自分を束縛する組織もないし、子どものためといった義務や責任もありません。仕事の成果とか昇進とか家のローンとか教育費とか、一切考えなくていいのです。

老いは、これまで自分を縛ってきたほとんどの役割から解放してくれて、自由な時間をたっぷりと与えてくれます。その自由をとことん楽しんでいいし、それが許される年齢なのです。自分の年齢を意識するとしたら、「そうか、もう何をやってもいい年なんだ」と自由になれた解放感を存分に味わえばいい。

そして、自分のやりたいことをやる。体さえ元気なら、好きなときに好きな場所に出かけることもできます。何もしたくなかったら日がな一日、のんびり過ごしても誰の迷惑にもなりません。

しかも自分が楽しければ、それでいいのです。たとえば楽器一つでも、若いうちは「もっと上達したい」とか、「あいつよりうまくなりたい」とか、「ほめられたい」とか、どこかで意識していますから、心の底から楽しめません。時間のやりくりも大変ですから望んだほどの上達も成果もなければ、続ける気力がなくなります。

しかし、老いてしまえば、そんなことはどうでもよくなります。下手の横好きだろうが何だろうが、**自分が楽しければそれでいい。子どものときのように無邪気に楽しいことだけを追いかけられるのは、老いの特権**です。

そして、もし飽きたらやめればいいだけのことです。そういう気楽さがあるせいか、年を取ってから始めたことは案外、長続きするものです。

「自撮りのキミちゃん」こと西本喜美子《にしもときみこ》さんは、70歳を過ぎて写真のおもしろさに目覚め、やがて自撮りの楽しさにのめり込みました。パソコンも習って、写真を自分で加工し、ユーモラスな写真を次々とネットで公開しています。2023年、『94歳、自撮りおばあちゃん　やりたい放題のひとり暮らし』（宝島社）というエッセーを出していますが、インスタグラムのフォロワー数は36万人（2024年1月22日時点）を超えたそうです。

デイサービスに通いながら、いまも精力的に創作活動を続け、写真教室の友人たちとバーでおしゃべりを楽しみ、お酒もタバコもたしなむようです。

喜美子さんの言葉がふるっていました。

「好きなことばかりしよったら、年も忘れてしもた」

高齢になっても、やはり好きなことに熱中できるのは、楽しくてたまらないものなんだろうと思います。そして夢中になっていると、あっという間に時間が経ってしまう。童心に返る、というのはこういうことを言うのでしょう。

何の楽しみもなく、ただボケて過ごす人生にはしたくないと誰でも考えるはずです。そうならないために準備を始めるのは、いまです。

子どもの頃に好きだったことを再開してみるのもいいし、やったことがないことでも、おもしろいかもしれないと思ったら、とにかく乗ってみる。つまらないと思ったらやめて、また次を探せばいい。どんなことでもいいのです。何かを始めるのに遅いということはありません。

人生の醍醐味は70歳から

いま、自分の人生を振り返って、どう思われますか？

半世紀近くも勤め続けて、子どもも一人前に育て上げ、家のローンも完済し、とにかく無事にこの年までやってこられたのだから、自分の人生は上出来だと思っていらっしゃるかもしれません。あるいは、もっと自分のやりたいことをやってもよかったんじゃないか、と不満を抱えておられるかもしれません。

しかし、満足であれ不満であれ、答えを出すのはまだ早すぎます。これから先もまだ長い人生が残っているからです。

少し前までは定年退職というと60歳でしたが、2021年4月から、いわゆる「70歳就業法」が施行され、定年が引き上げられて、多くの人が70歳まで働けるようになりました。年齢別に見ると、65〜69歳の就業率は10年連続で伸びており、2021年には50％を超えています。

これは、2012年から人口の多い団塊の世代が65歳を超え始めたこと、「人生100年時代」といわれるように平均寿命と健康寿命が延びる一方、少子化で若い世代の働き手が減少しているなど、さまざまな理由が考えられます。

いずれにしても、いまや、第二の人生は70歳から始まると言っても過言ではないでしょう。70歳はまだまだ心身ともに健康で、体力も気力もあり、現役時代と同様の生活ができる最後の活動期でもあります。

これまでつつがなく生きてきたのだから、これからも平穏無事に過ごしていければいいと思うより、老後の長い人生を「今度はどう生きてみようか」と考えたほうが楽しいでしょう。

ここははっきりと、自分にはまだやり残したことがある、やってみたいことが残っているんだと認めて、積極的に第二の人生を考えてみる。そのほうがワクワクしてきませんか。

私は、**人生の終盤が幸せであれば、人生は成功**だと思っています。「あの頃がオレの絶頂期だったなあ」と、懐かしむ人がいますが、人生はゴールを迎えるその日まで続くのです。

それなら、**人生の絶頂期はなるべく後ろに持っていったほうが、その分だけ幸せが長続きする**ような気がします。

私は、20代のうちに映画監督デビューしたいと思い、30代でミリオンセラーの本を出したいと思っていましたが、どちらも実現できませんでした。しかし、62歳で『80歳の壁』がベストセラーになり、高齢者向けの本が次々と売れるようになって、遅咲きであればあるほど幸せを強く感じているように思います。

映画を初めて撮ることができたのは47歳のときでしたが、いまだにヒット作はありません。もちろん、ヒット作は出したいと思っています。ヒットすれば、その興行収入でまた次の映画を撮ることができると考えると、楽しみが増幅します。映画監督は年を取ってもできますから、この先の人生にまだまだ絶頂期があると思えば、楽しみはずっと続いていきます。

ただ年齢を重ねるにつれて、どうしても体が衰えていきますから、元気なうちに行動に移しておくという考えも必要だと思います。

たとえば夫婦で世界遺産を訪ね歩きたいと思っていたら、早いうちに実現させてもいいでしょう。パートナーと思い出を共有できて、その後も語り草にできれば、楽しみがずっと続くわけですから。ボケても、楽しい思い出はたいてい忘れないので、死ぬまで楽しみは続きます。

人生は実験！　やってみないとわからない

何ごとも、やる前からあれこれ考えるより試すことが大事です。とくに日本人はよくないことを想像して恐怖感を持つ「予期不安」の強い人が多いので、やる前から失敗することを思い描いて、結局、やらない人が少なくありません。

人生は思い通りにいかないものです。**裏を返せば、失敗するにちがいないと思っていても、案外、成功することもある**のです。人生も後半になれば、失敗してもダメージは少ないのですから、「やってみないとわからない」というふうに思考パターンを変えたほうがいいと思います。

前述したように、世の中に絶対に正解だと言えるものはありませんし、いろんな答えが用意されているほうが、幸せになれる確率が高いのです。そういう意味で、残りの人生、試せるだけ試したほうがいい。結果がわからない分、ワクワクドキドキして脳も活性化します。

試すものは大小にかかわらず何でも良いと思います。たとえば、男の料理をつくってみようというのでも構いません。見たこともない食材を使って、食べたこともない料理に挑戦してみたら、まずいことだってあるわけですけど、それは実験に失敗したと思えばいいだけの話です。

私は人生をより楽しむために、つねに「人生は実験である」と思っています。

たとえば、週に4、5回はラーメンを食べ歩くほどのラーメン好きなのですが、これまで、うまそうなラーメン屋を見つけては行列に並んできました。

おいしいラーメンに出合えるとすごく幸せな気持ちになりますが、おいしくなかったら当然ショックです。でも、後悔したことはありません。試してみないことには、うまいかそうでないかもわからないからです。

行きつけのラーメン屋さん以外の店は行かないという人は、それ以上においしいラーメンは絶対に食べられません。

ラーメンの食べ歩きは、ハズレもあるけれど、予想外のアタリもいっぱいあります。だからこそ、**実験の連続である人生は、よりおもしろく豊かになる**のです。

良妻賢母よりスケベじじいが愛される理由

ある老人ホームのスタッフから、こんな話を聞きました。

その施設には、同じ認知症なのに、みんなに好かれているおじいさんと、えらく嫌われているおばあさんがいるそうです。

おじいさんは、いわゆる「スケベじじい」で、ときどきヘルパーさんのお尻をさわったりするのですが、いつもニコニコしていて朗らかで、スタッフからは「どこか憎めない」ということで、笑ってゆるされます。

一方、おばあさんのほうはいつも不機嫌で、すぐに他人を責め、ヘルパーさんや看護師さんにも文句ばかり言っています。物を盗られたという被害妄想も強くて、入所者は誰も近づきません。

興味深かったのは、その二人の生い立ちです。

おじいさんは若いときからスケベで、浮気が絶えなかったそうです。妻からはもちろん、子どもたちからも尊敬されることはありませんでした。かたや、おばあさんは、ずっと家族に尽くしてきた良妻賢母でした。周りからは「偉いねえ」「よくやるねえ」と感心されていたといいます。

「ボケても愛される人」と「ボケて疎んじられる人」との違いは何なのか？

認知症の高齢者を数多く診てきた私の経験から言えるのは、若い頃から我慢を重ねてきた人のほうが、高齢者になったとき、人あたりが厳しくなる傾向があるということです。

真面目一筋の人は、いつも自分を厳しく戒めています。中には自分と同じように他人にも厳しい目を向ける人が少なくありません。老いても、その姿勢は変わることなく、脳の老化によって感情だけがコントロールできなくなっていく。その結果、頑なで嫌われるような言動が多くなってしまうのだと思います。

若い頃から浮気ばかりしてきたような人は、ボケてものびのびしていて、周りから愛されている。浮気をするのが良いとは言えませんが、自由に生きていたほうが結果的にいいということではないでしょうか。

ボケたら元来の性格が強く出る

私が浴風会病院に勤めていたとき、当時、精神科の部長だった故竹中星郎《たけなかほしろう》先生には、ずいぶん多くのことを教えていただきました。その後の私にとって実に意味のある学びだったと感謝しているのですが、竹中先生は認知症について、こんなことをおっしゃっていました。

「認知症は、自分の欠落症状に対する人格の反応である」

簡単に言えば、**認知症の症状は、いままでの自分に備わっていた能力が欠け始めたことに対して、もとの性格が反応し、さまざまな形で現れる**のだというのです。

たとえば、欠落症状の一つ「記憶障害」が起きて、財布をどこに置いたか思い出せないとしましょう。

もともとの性格が疑り深い人なら、盗まれたと騒ぐ。生来クヨクヨしがちな人であれば、気分が落ち込んで、ひどいときはうつになる可能性もあるでしょう。もともとおおらかな人なら、まったく気にしないかもしれません。

要するに、認知症であれば欠落症状は誰にでも起こるものですが、その人のもとの性格によって、現れる症状はまったく異なるということです。

認知症に限らず、高齢になると、もともとの性格の「先鋭化」が起こります。前頭葉の機能が低下して、感情の抑制が緩んでくるため、怒りっぽい人はより怒りっぽく、心配性の人はより心配性に、頑固な人はより頑固になるわけです。認知症を発症すると、ますますそういう傾向が強くなります。

個人の性格は、その人が長い年月をかけて培ってきたものですから、根こそぎ変えるのはとても難しい。しかし、もともとの性格を変えることは無理にしても、思考のクセは変えられるはずです。

できるだけ早いうちから考え方を楽観的な方向へ、明るく気楽なほうへと転換したほうが、とくに第二の人生は生きやすくなると思います。

ローンが払えず困った時期も「ぜいたくな経験」が支えになった

高齢になったら、ぜひ、お金に対する考え方も改めてください。

将来への不安が強いためか、年金をもらえるようになってからも、お金を貯め込んでいる高齢者が少なくありません。しかし、老年医学に長い間携わってきた中で、患者さんが死ぬ前に後悔していたことの一つが、「お金をもっと使っておけばよかった」なのです。

人間は体が弱ってきたり認知症が重くなってきたりすると、意外とお金を使えません。旅行やグルメを楽しむ体力も気力もなくなりますし、介護保険を使えば特別養護老人ホームに入ったところで、費用はたいがい厚生年金の範囲で収まります。そのときに初めて、一生懸命に節約して貯金しなくてもよかった、もっと使っておけばよかったと後悔するわけです。

だからこそ、体も心も元気で、頭もしっかりしているうちに、お金をどんどん使って人生を楽しむべきだと思います。**お金は持っているよりも使ってこそ価値がある、というふうに考え方を変えてほしい**のです。

自分の楽しみにお金を使うこと、余裕があれば他人のためにも使うことで幸せを感じられ、それが心の健康や免疫力アップにつながり、ひいては老いを遅らせることになります。

実は、お金を何に使おうか、と考えるだけでも前頭葉は働きます。ちょっと奮発して欲しかったものを買ったときなどアドレナリンが放出されて気分がガッと上がり、「よし、明日からも頑張るぞ！」とやる気が湧いてくるでしょう。

これが前頭葉が刺激されている証拠で、**いつもは躊躇《ちゅうちょ》するような高価な買い物をしたときのほうが、前頭葉への刺激は大きくなる**のです。

質素倹約を心がけている人でも、たまにはぜいたくしたほうがいい。月に一度くらいは豪華な食事をしたり、温泉に出かけたり、何らかのぜいたくをするだけで、前頭葉は刺激されて心も豊かになります。

私は、ワインが好きなので、何か仕事を頑張ったときは、いいワインを飲みます。お金はかかりますが、おいしいワインを飲んでいるときは何とも言えない至福のひとときです。

そんな私もコロナ禍でワインどころではなくなりました。代表を務めている通信教育の会社のお客さんが激減して、講演などの依頼もどんどんなくなり、毎月のマンションのローンが払えない状況にまで陥りました。そのため借金もつくりましたし、いつか大事なときに飲もうと思って大事にストックしていたワインを泣く泣く手放して、ローンの返済にあてたこともあります。

でも、そのとき、「高いワインを買ってぜいたくをしなければよかった」などという後悔はまったくしませんでした。「おいしいワインを飲む」という経験ができたことに満たされていましたし、このまま貧乏になったとしても、あのときの経験を糧にして生きていけるとさえ思ったのです。

幸い、コロナ禍が終わって経済が回復し、そのうえ、著書も売れたので、どうにか持ち直すことができましたが、その経験から、**「奮発して楽しんだ思い出は、自分を支える一生の財産になる」**と気づかされました。

実際、ホームに入っている高齢者たちを見ていても、「若い頃、こんなすごい経験をした」「あのときは大金すってすっからかんになったけど、あんなに愉快だったことはない」などと、楽しい思い出を語るときは生き生きとしています。

もし寝たきりになったとしても、そういう輝く思い出が、その後の人生を支えてくれると思います。これこそ、生きたお金の使い方ではないでしょうか。結局のところ、人間、死ぬ間際まで残るのは「思い出」しかありません。

年を取ったら病気は飼い慣らす

老年医療に長く携わってきた医師として、年を取ったら、「病気」についての考え方も変えていただきたいと思います。

日本人は、簡単に医者にかかれるせいもあって、健康診断の検査データでちょっとした異常値が出ると、その全部を「正常値にしないといけない」と思い込んでしまうところがあります。あるいは、何かしらの病気が見つかったら、「ただちに治さないといけない」と考えてしまいます。

しかし、高齢になったら「ちょっと高血圧」「ちょっと血糖値が高い」「ちょっとコレステロール値が高い」など、検査すればいくつもの軽い異常値が出たり、軽い病気を抱えてしまったりするのが普通です。

それが「当たり前」であって、そういう体の状態と上手につき合っていくほかありません。いわば、「ゼロコロナ」的な発想よりも「ｗｉｔｈコロナ」のように、「共に生きる」という発想が大事になってくるのです。

いろいろ抱えているけれど、うまく飼い慣らして、ひどい状態にはしない。薬一つにしても医者に言われるがままに服用するのではなくて、自分の体調の良し悪しで考える。そういう姿勢を大切にしてほしいと思います。

高齢者の場合、検査データの異常を直そうとして薬を飲んだりすると、体がだるくなる傾向にあります。年を取ると誰でも動脈硬化が進んで血管の壁が厚くなるものですから、血圧や血糖値が高くないと、十分な酸素やブドウ糖が全身に行き渡らないということが起こるわけです。

実は、私は自慢じゃないけれど、血圧も血糖値もコレステロールも中性脂肪もかなり高い。血圧は薬を使って170㎜Hgくらいでコントロールしているのですが、それ以上下げようと思いません。それ以上下げたら頭がフラフラするからです。血糖値は薬をなるべく使わず、歩くとかスクワットするとかして下げています。私はこれでいいと思っています。

がんになっても共生しながら、ボケたらボケたなりに生きる

がんになったとしても、できるだけ手術はせず、つき合っていこうと思います。

手術したら元気になるかと言うと、高齢者に関しては私の知っている限り、体力を奪われて寝たきりになってしまう危険性のほうが高い。それでなくても高齢になれば体力が衰えるのに、日本の場合は転移を恐れて、たとえば胃がんなら胃の大半を切除するというように取りすぎてしまうため、かなり体力を落としてし

まうわけです。

当然、好きなものも食べられなくなるし、好きなこともできなくなります。それなら無理に手術するよりも、私の人生観としては、老化に任せ運に任せるほうが楽だろう、と。**高齢になればなるほど、がんの進行も遅くて転移もしにくくなるので、がんとつき合っていって天寿をまっとうできたら、と思っています。**

もちろんボケたらボケたなりに生きていく。

認知症になると、痛みもあまり感じなくなるみたいです。極端なことを言うと、浴風会病院で認知症の人たちが入院している病棟にいたとき、たまに転んで大腿骨頸部を骨折する患者さんがいたのですが、平気で歩いていたりするわけです。大腿骨頸部骨折ってものすごく痛いはずなのに、すごいなあ、と思って見ていた覚えがあります。

痛みを感じなくなるというのも、ボケ力の賜物でしょう。

人間関係は好き嫌いで決める

ボケてしまったとき、周りに相手にされなくなってしまう人もいれば、周りが助けてくれる人もいます。

同窓会や同期の連中で旅行に行くという話になったときに、「あいつボケたらしいんだけど、呼ぼうか」「いやぁ、ちょっと鬱陶しいよね」という場合もあれば、「みんなで助けてやれば何とかなるんじゃないの」ということもあるわけです。

やはり利害関係で成り立っていた人間関係では、ボケたら弾《はじ》かれてしまいがちです。たとえば、その人の社会的地位が高いからつき合っていた場合、その人が認知症になったらたちまち価値のない人間になってしまう。でも、その人が面倒見が良かったり、優しかったり、おもしろかったりすれば、多少ボケていたとしても「やっぱり一緒に行こうぜ」みたいな話になると思います。

要するに、年を取ったら利害関係や肩書きでつき合うのではなくて、その人と一緒にいると楽しいと思えるかどうかが、大事になってくるわけです。だから人間関係は、ある時期から、それこそ好きか嫌いかで決めればいいと思います。

そういう意味で、現役をリタイアしたときが、人間関係を見直す最適な時期だと言えます。

定年になれば、自分を束縛してきた組織から自由になると同時に、長い年月、悩まされてきたさまざまな人間関係からも解放されます。**嫌な奴らとのつき合いから引退できるのが定年退職**です。**もう義理だの見栄だの利害関係だのといったしがらみはないのですから、自分が好きな人、一緒にいて楽しい人とだけつき合えばいい**のです。

ところが、定年退職後も、現役時代の人間関係を変えられず、元上司に気を遣う男性や、子どもが手を離れてまでもママ友と義理でつき合っている女性が少なくありません。ストレスを抱えながらつき合い続けるのは、人生の無駄遣いです。それどころか、心身の害悪になります。

実は、いろんなストレスの中で最大のストレスは人間関係だといわれていて、うつ病や自殺の原因は人間関係の悩みが一番多いのです。

私も、患者さんから「人間関係で悩んでいるんですけど」とよく相談されますが、「その人とはつき合わないほうがいいと思いますよ」と答えています。

私の場合、基本的に嫌な人とはつき合いません。来るもの拒まず去るもの追わず、というところがあって、基本は気が合うか合わないかで決めていますが、本音を言える相手は一人か二人です。それで十分幸せに生きていけます。

友だちなんて多くなくていいですよ。友だちが多くない分、気を遣わなくて済みますから。こいつといると気楽でいいとかホッとするとか思うような人とはつき合いますが、一緒にいてストレスになるんだったら何のための友だちかわからない。しかも、ボケたときに相手にされないなんて、バカみたいじゃないですか。

どうせみんなボケるんだから、ボケても「オレ、認知症って診断されたんだよ」と弱みを見せられて、「え、オレもボケてきて、嫁さんに鬱陶しがられてんだよ」などと言い合える、**遠慮も気遣いも要らない大らかな人間関係をつくっていくことが大事**だと思います。

定年後は夫婦の関係を一度リセットする

もう一つ、定年を迎える年齢になったら見直したほうがいいのが、「夫婦関係」です。

夫が定年退職したあと、子どもはたいてい独立していて、夫婦二人の生活が始まります。夫が会社に勤めている間は、ラブラブじゃない家庭では残業したり同僚と飲んだりして家に帰る時間を調節できたけれど、急に一日中、顔を合わせる状態になるわけです。

仲が悪くなくても、一日中一緒にいれば、どんな相手でも欠点やアラが見えてきます。夫が家でゴロゴロしていて、妻が出かけると不機嫌になるようなら、女性が先に音を上げます。家という場所が、ストレスの原因になったときの精神的負担は計り知れません。

この背景には、男性ホルモンの働きも関わっています。男性ホルモンと言うと、もっぱら性欲のホルモンのように思われがちですが、それだけでなく、意欲全般を司る元気の源となるホルモンです。そして人づき合いのホルモンでもあります。

男性は加齢とともに男性ホルモンの分泌が減り、活動意欲が停滞します。逆に、女性は閉経後から男性ホルモンの分泌が増えて、活動意欲も社交性も高まってきます。

妻はどんどん外に出かけたいのに、夫から「家事もしないで出かけてばかりいる」とたらたら文句を言われ続ければ、「別の人生を歩みたい」と思うようになっても不思議ではありません。

その結果、熟年離婚に至るケースがたくさんあります。それぞれに言い分はあるとしても、**結局は「一日中一緒にいる」という状態が、夫婦にとってあまりよくない**のです。

そこで、**私がおすすめしているのが、「つかず離れず婚」**です。

アルバイトやボランティアで外出するとか、昼飯だけは別に食べるとか、何でもいいのですが、お互いに距離を取る。**つかず離れず、意図的に一緒にいる時間を減らすことで、夫婦関係を改善しようという作戦**です。

それでわりとうまくいっている家庭は多いですし、場合によっては別居というかたちを選ぶ夫婦もあるようです。互いに相手を束縛することなく、それぞれに好きなことを楽しみ、好きなところへ出かけ、好きな仲間と交際し、ときには一緒に外食を楽しむ。そんな「つかず離れず婚」こそが、第二の人生のよき夫婦のあり方ではないでしょうか。

人生が長くなったのだからパートナーが変わってもいい

これはあまり言いたくないのですが、20代30代で結婚する場合、相性がいいかどうかより、女性も男性も、相手の経済力や学歴などの条件を優先したり、ルックス重視で選んだりする。私も、正直に言うと、その傾向が強くありました。

結婚して仕事をしている間、あるいは子育てをしている間は気が合わなくても、あまり問題が表面化しません。ところが、二人きりになったときにそれを如実に感じて、老後もずっと一緒にいるのはちょっと難しいな、と思うわけです。

もし合わない夫婦だという自覚があれば、これから一緒にいる必要があるのか

どうか、真剣に考えたほうがいいと思います。

一緒に旅行に行って、楽しいかどうか。あるいは、試しに一人旅かプチ家出をしてみて、「ああ、せいせいした」と思うか、「寂しいな」と感じるか。もしそこで寂しくなったら、要らないかもと思っていた相手も意外に自分にとってみたら気休めになっていたことがわかるかもしれない。逆にせいせいしたのなら、そのせいせいした状態を保ち続けたほうが心の健康にいいでしょう。

もうちょっと現実的な問題で言えば、いつかはみんなボケるんだし、どちらかが要介護状態になる確率は非常に高いのですから、そうなったときのことを想定して考えておいたほうがいいと思います。

「この人のオムツを替えることができるだろうか」あるいは「自分が先にボケたときに、この人に介護されるのがいいのか」と自問自答する。どちらかが介護の必要な体になってからでは、リセットは難しくなります。

ちなみに、私の母親は70代で父親と「同じ墓には入りたくない」という理由で離婚しました。

母親が父親との折り合いが悪かったこともあって、ひとりで大阪から上京し、私がやっていた通信教育のビジネスを手伝い始めたら経済的に自立できるようになって、離婚を選択したわけです。

父親は、母親に捨てられるかたちで一人暮らしを始めましたが、甲斐甲斐しく世話をしてくれる女性を上手に見つけるし、それなりに楽しく暮らして、能天気にいろんなところを動き回って、86歳で亡くなりました。

母は90歳を過ぎていますが、そこそこしっかりしています。サービス付き高齢者住宅で一人暮らしをしているのですが、2021年に2度骨折をして入院生活を余儀なくされました。

入院中は、コロナでしたから私たちも見舞いに行けませんでした。あの時期に入院していた高齢者は、家族にすら見舞いに来てもらえず会話の機会が激減したせいで、ボケる可能性がかなり高かったのです。ところが、どういうわけか、母はボケもせず、熱心にリハビリを受けて、歩行補助具を使いながら歩けるところまで回復しました。

おそらく母には、「このまま寝たきりにはなりたくない」という強い意欲があったのでしょう。いまだに、いろいろ文句を言いながら生きています。不平不満が多いということは、生きる意欲が強いのだと思います。

話を戻すと、**70代から別々の人生を歩き始める夫婦もいる**わけです。お互いを理解し合えないまま、我慢しながら結婚生活を続けても、幸せな晩年が過ごせるとは思えません。**人間がこれほど長生きする時代になったいま、20代から50、60代ぐらいまで一緒にいる相手と、それよりあと30年ほど一緒にいる相手が違っていてもいい、**と私は思っています。

子離れしないと晩年が不幸になる

「日本って、おかしいな」と私がつくづく感じるのは、わが子がいくつになっても、いつまでも「子ども扱い」をするところです。

80代の親が50代の引きこもりの子どもを支えるために、経済的にも精神的にも強い負担を請け負う社会問題のことを「8050問題」と言いますが、親が80歳になっても、なお50代の子どもの面倒を見ないといけない状況は悲劇としか言いようがありません。

子どもが引きこもりでなかったとしても、親に依存している子どもは少なくありません。50歳になった時点で一度も結婚したことがない人の割合を「生涯未婚率」と呼んでいますが、2020年の国勢調査によれば、男性は28・3%、女性は17・8%です。もちろん自活していれば問題はないのですが、実家暮らしで、親がいつまでも面倒を見続ける状況になっている家庭も多いのです。

そうなると親は、「自分が死んだあとも子どもが困らないようにしてあげたい」という心理を働かせてしまい、「子どもにお金を残してあげたい」となる人が少なくありません。

高齢になればなるほど「お金を使っている人」のほうが幸せになれる側面があることはすでに述べましたが、子どもにお金を残そうとして、自分のためにお金を使えなくなっている高齢者が想像以上に多いわけです。

子どもにはできるだけのことをしてあげてきたのに、まだ子どもに何か残さないといけないと思う親がいる一方で、いままでこれだけしてやったのだから、子どもに介護してもらいたいと、すっかり子どもに頼りきってしまう親もいます。

親子の関係が密であるために、子どもも親の介護を引き受けてしまいます。在宅介護をすることに決めた子ども世代の中には、親の介護を優先せざるをえなくなって、退職に追い込まれる人が大勢います。親が80代になっていれば、子どもも結構年を取っているわけですから、体を壊したり心を病んだりする場合もあります。

確かに子どもは可愛いです。可愛いのですが、「一生面倒を見なければいけない」「財産を残さなければいけない」、あるいは「老後は子どもに面倒を見てもらうべきだ」「そのために子どもには嫌われないようにしないと……」といった思考をリセットできないままでいると、親も子も不幸な結末を迎えてしまう事態が起こりえます。

後悔のない人生を送りたいなら、よい意味で「子離れ」をして、親は自分自身の幸せを考えて行動することが大事です。子どもに関しては、もう少しドライに、**「子どもは子ども、自分は自分」と割り切る**こと。これが、これからの時代においていっそう大切になってきます。

たとえ、子どもが定職につけないとか、うつ病になってしまうことがあったとしても、本来であれば、社会福祉によって面倒を見てもらうことが原則です。長年、納税者として税金を納め、社会の側もセーフティネットを整えているわけですから、あまりに何でもかんでも親が背負おうとしなくていいと思います。

それが結果的に、子どもを自立に導くことになりますし、子どもに老老介護をさせて「親子共倒れ」になるというリスクを減らすことにもつながります。

そして、**自分のお金は自分の幸せのために使う**ことです。財産を残しても子どもたちのトラブルの種になるだけですし、お金を持っているがゆえに不幸になるケースを私はいやと言うほど見てきました。

注意してほしいのは、認知症の場合、子どもが勝手に「成年後見」を申請して、それが認められれば、自分のお金でありながら自由に使えなくなるということです。現実に、そういう悲惨な目にあっている高齢者は少なからずいます。ですからボケる前に「任意後見」という制度を使って、誰に財産を委ねるかを決めておいたほうがいい。子どもだからといって、信用しすぎるのは危険です。

私がしつこく「相続税100%」を主張するワケ

私の経験から言うと、金持ちの子どもは、不動産など親の財産を処分して、介護の質が良くアメニティのいい老人ホームに親を入れてあげようという発想にはなかなかならない。親が死ぬときには60代、70代になっていて、子どもの教育も家のローンも終わっているはずなのに、それでも親の財産をアテにする。

貧乏な家庭の子ども世代は、ほとんどが在宅介護を押しつけられて、自分の老後はよけい貧乏になっていく。介護のために失業して生活保護を受けている人だっていっぱいいます。

それなのに、テレビは生活保護を受ける人たちをバッシングして、親の財産でリッチに暮らす人たちをセレブと称してもてはやす。おかしいでしょう。

私はいまでも、バブル時代に電車の中で、名門中学の受験生と思しき小学生が、「開成に受かって、東大に受かっても、どうせ家の一軒も建たないもんな」と言っていたのが忘れられません。

バブル期には、都心の土地持ちの子どもはスーパーリッチなのに、東大出のサラリーマンは郊外の狭いマンションを買うのがやっとでした。

私が「相続税100%」にするべきだとしつこく言うのも、この「親の財産を相続するのは当たり前」という考え方を何とかしないと、まともな競争社会は生まれないし、超高齢社会は乗り切れないと思っているからです。

私の「相続税100%」というのは、実は生ぬるいもので、親の事業を継承した子どもや親の介護をした子どもの相続税は減免して、それ以外の兄弟の相続税を100%にしろというものです。

家によりつかない子どもや勘当した子どもまで平等相続できてしまう現法とは違って、ある程度、親の側の意思が働くだけ、私はましだと思っています。

現実問題として、農業を継がない兄弟が農地を相続するから、農業を受け継いだ長男が兄弟に地代を払わないといけなかったり、兄弟仲が悪いと、残りの兄弟が相続した土地が荒れ地になっていることが多い。東京に出てきて農業を継がないとか、ほかの仕事についている人は相続税が100%になれば、おそらく相続放棄をするでしょう。

もう一つ、私が「相続税100%」論を支持する理由は、世代間の対立を回避するためです。相続税の増税がない限り、消費税は20〜25%くらいまで上がり、所得税と社会保険料は給料の半分近くになりかねません。

そのほとんどが高齢者に使われるということになれば、年金をもっと下げろとか、高齢者の医療や介護は無駄だとかいう話になりかねません。現にそういう気運も高まってきています。

そこで、子ども世代の60代、70代が、相続財産をあきらめる代わりに、自分たちの望むように、医療、福祉、年金の財源にあててもらえばいいのです。

そうなると若い世代に頼らないで済みます。むしろ相続税を、高齢者に対する目的税にしてもいいくらいです。

そして何より、高齢者がどうせ税金に取られるならとお金を使うようになれば、長引く消費不況が解決します。少なくとも、高齢者向けの産業が勃興することは間違いありません。

高齢者が、介護保険以上の介護サービスを自腹を切って買うのが当たり前になれば、新たな雇用も生まれ、ビジネスチャンスも増えます。いままで以上に外食や娯楽、旅行などにお金を使うようになれば、高齢者に魅力的な商品を提供するようになるでしょう。高齢者向けの自動運転の車や高齢者向けのＩＴ商品が売れれば、企業は血道を上げて生産するはずです。

もちろん相続税を払いたくなくて国を出ていく人はいるでしょうが、そういう非国民が日本に入国するには100%の相続税を払わないといけないようにすればいい。外国に逃げても数年もすれば、治安もよく、ご飯もおいしい日本が恋しくなるものです。

いまのところ、「相続税100%」導入策が、高齢者がボケても安心して楽しく暮らせる社会への近道だと信じているのですが、なかなか前向きにとらえていただけないのが残念です。

「ボケかた上手」になるための魔法の言葉

高齢者と話していると、「ボケかた上手」な人の口から出てくるのは、プラス思考の前向きな言葉が目立ちます。

ポジティブな言葉は、脳を活性化させて意欲や幸福度を高めることがわかっています。

逆に、年を取ってマイナス思考にとらわれると、前頭葉の機能がより衰え、意欲がさらに低下して行動力がますます鈍くなり、いよいよ前頭葉は衰える、という負のスパイラルに陥ってしまいます。

高齢になればなるほど、プラス思考を心がけましょう。

「そんなこと言っても、いきなり思考を転換するのは無理」と突っ込んでいる読者の方、大丈夫ですよ。とりあえず、前向きな言葉を口にしてください。脳はだまされやすく、自分の「思考」より「発した言葉」を信じるのです。

たとえば楽しくなくても、「楽しい」と口にすると、脳は過去に楽しいと言ったときの記憶データを検索し、楽しい感情が引き出されます。思考を変えようとするのではなく、まずは言葉を変えることを意識することです。

ボケ方上手な人の口癖をまとめてみましたので、口に出して言ってみてください。それだけでも前頭葉が喜びます。

「ボケかたじょうず」の魔法の言葉

ボ ケても当たり前。それだけ年を取ったんだから

ケ ・セラ・セラ。なるようになるさ

か んがえても仕方ないことは忘れよう。忘れるのは得意だから

た めしにやってみよう！　何ごとも、やってみなけりゃわからない

じ ぶんとは意見が違うけど、へえ、なるほど、そういう考えもあるんだねえ

よ くここまで頑張ってきたなぁ。これからは少し甘えてもいいよね

う まくいかなかったな……ま、いいか。

ず いぶん長生きしたもんだ。でも、まだ楽しめる。ボケてきたけどね、アハハ

日々、笑うことも忘れないでください。笑うと、脳の働きが活発になり、セロトニンなどの幸せホルモンが脳内に分泌されるので、認知機能を維持する効果があります。さらに免疫の大敵であるストレスも軽減して、免疫力アップにもつながります。「悲しいから泣くのではなく、泣くから悲しくなるのだ」と言ったのはストレス学説で有名な生理学者ハンス・セリエ博士ですが、彼の言葉に従えば、楽しいから笑うのではなく、笑うから楽しくなるのです。

前向きな言葉と笑いで、ぜひとも、ボケ上手な高齢者になってください。どうせ、みんなボケるのですから。

4章

「ボケても幸せな人」の生活習慣

——前頭葉を刺激して脳の老化を遅らせる

ボケても「いまできること」を減らさない

前章ではボケても幸せに過ごすための心構えを中心に話してきましたが、本章では日々の具体的な対策を紹介しましょう。これまでも機会あるごとに書籍やSNSで発信してきましたが、本書の読者がそれらをご存知だと思うのも不遜なので、重要なものをいくつか挙げることにします。

認知症になったとき、もっとも大切な対策となるのが、「ボケても、いまできることを減らさない」ことです。

認知症の原因は脳の老化ですから、ボケの進行を遅らせるには、とにかく頭を使い続けることです。とくに前頭葉の機能が低下してくると意欲が衰えるため、頭や体を使わないようになってきます。だんだん着替えもしなくなり、買い物にも行かなくなって、必要最低限のことしかしない。家族が手伝ってやると、それに甘えてしまって、最終的には何もしなくなります。それが脳や体の老化をさらに進めてしまうので、**「昨日できていたことが今日もできる」というのがいちばん大事**なのです。

たとえば、まだ洗濯機が使えるとか電子レンジが使える、あるいは食洗機が使えるなら、使える状態を保つ。ですから家電は新しいものに買い替えないほうがいいし、リフォームなどもしないほうがいい。新しい情報は、脳にインプットできなくなっていますから。残念ながら認知症の場合、できなくなったことを回復するのは非常に難しいのですが、脳にはまだまだ活用できる機能が残されていますから、できることはいくらでもあります。

ところが、ほとんどの人は認知症と診断されると、「できなくなること」ばかりに目を向けて、もう一人で外出することはできない、家事もできない、もっとできないことが増えていく……とネガティブに考えてしまいがちです。そうなると、せっかく残っている能力も活かされなくなりますから、脳の老化はなおのこと進んでしまいます。

繰り返しますが、**認知症になったからといって、自分の知能がすべて失われるわけではありません。**そのほとんどが残っているところから徐々に能力が衰えていくわけですが、十分な残存機能は中期くらいまでは残っているのです。

だから、仕事をしているなら仕事は続けたほうがいい。もし酒屋さんをやっているのなら酒屋さんを続ければいいし、農業をやっていれば農業を続ける。料理ができるなら料理を、掃除ができるなら掃除を、そして運転にしても軽度の認知症で運転ができるなら続けたほうがいいのです。

要するに、自分が認知症であることをあっさりと受け入れて、「できないこと」はもうできなくなったのだと認めつつ、まだ残っている「できること」、つまり残存機能をできる限り使って前向きに生きていくことが、ボケても幸せな人になる第一歩です。

一人暮らしの高齢者ほど認知症が進まない

何度も言いますが、認知症でも元気に一人暮らしをしている高齢者はたくさんいます。かなりボケてしまっていても、毎日、決まった時間に起きて、布団をあげて、朝食をつくり、猫にエサもやるというような日課を欠かさず続けている人は思いのほか大勢いるのです。

親が認知症になると、もう一人で暮らすのは困難だろうとほとんどの人が同居を考えますが、**実は、一人暮らしのほうが認知症の進行が遅いことがわかっています。家族が何でもやってくれる状況にくらべたら、独居老人は頭と体を使う機会がはるかに多い**からです。

また、同居によって介護保険サービスの利用に制限がかかる場合もあるので、必ずしも同居がベストな選択とは言えません。

いまは、独居の高齢者を見守るサービスもいろいろあります。介護保険で訪問介護サービスやデイサービスを利用できるのはもちろん、安否確認をかねた食事の宅配サービスを使う方法も人気です。また、一人暮らしの高齢者がペンダント型の緊急ボタンを身につけて、具合が悪くなったときなどにボタンを押せば警備会社の職員などが駆けつけ、必要に応じて救急車が出動する緊急通報システムというサービスもあります。

独居老人というと、寂しいだろうとか可哀そうだとか暗いイメージを持たれがちですが、とんでもない。田舎のおばあちゃんなんかは、毎日ちゃんと家事をこなして、たまに近所の同じ境遇の友だちとお茶を飲んだり、庭で家庭菜園を楽しんだり、誰にも気兼ねしないで、朝起きてから寝るまで、ゆったりのんびり自分のペースで暮らしています。

独居でのびのびと朗らかに暮らしている高齢者には共通点があります。それは、自分の老いをおもしろおかしく受け止めているということです。

「何しようと思ったっけ？　ほんと、よく忘れるなあ」

「今日は膝が痛いなあ。でも、ましか。昨日は腰も痛かったから」

「もう夜か。一日はあっという間だな。ほとんどぼーっとしてたけど」

そんなふうに自分のボケとも共存しながら機嫌よく、のびのびと暮らしている独居老人がたくさんいます。

一人暮らしの寂しさはある程度、慣れることができるのでしょう。

現実に、一人暮らしの高齢者より、家族と同居の高齢者のほうが自殺が多いのです。家族の中で疎外感を抱いたり、家族に迷惑をかけているという感覚のほうが、人をうつに追いやるのかもしれません。

進化するデイサービスで自分に合った楽しみを見つける

ボケたらボケたで、新しい楽しみも生まれます。介護保険で利用できるデイサービスの娯楽です。

初めは気が進まなくても、何度か利用するうちにスタッフと仲良くなり、顔なじみの知り合いも増えてきます。その人たちとおしゃべりをしたり、レクリエーションに参加したりするのがおもしろくて、**デイサービスに行くのが楽しみになったというケースは結構多い**のです。

介護保険制度が始まってから20年以上が経ち、デイサービスも多くのノウハウや知見を備えて、日々進化しています。

幼稚園のような昔のイメージは薄れ、体を動かすレクリエーションも子どものお遊戯みたいなものは激減していますし、以前は高齢者が童謡を合唱する風景がよく見られましたが、いまは昭和の歌謡曲やニューミュージックを歌っていることが多くなりました。

スタッフに聞くと、童謡は「子ども扱いされているみたいだ」とノリが悪かったそうです。

事業所にもよりますが、カラオケで歌ったり絵を描いたり、書道や手芸、料理、囲碁、将棋など、デイサービスに行くと、さまざまなレクリエーションを試すことができます。**これまで興味がなかったことでも、やってみればおもしろいと思うものに出合う**かもしれません。

ひょっとしたら、意外に絵を描くのが上手だったりダンスが得意だったりするかもしれない。すると、もっとうまくなりたいという意欲や気力がわいてきて、デイサービスに行くのがいっそう楽しくなるはずです。

明日死ぬかもしれないのだから「いま」を楽しまなきゃ損！

前にもお話ししたように、学歴や社会的地位が高い人ほどデイサービスに行きたがらない傾向があるのですが、**つまらないプライドや過去の自分はきっぱり捨てて、いまの自分に意識を向け、「いま」を楽しめる人のほうが幸せな老後を送れる**と思います。

何でもいい。それを味わっている時間を心から楽しむことができれば、人生そのものまで幸せだと思えるものです。また、「いま」を一生懸命に楽しむことが、認知症になった人のＱＯＬ（生活の質）を上げますし、症状の進行を遅らせます。

言うまでもなく、私たちはボケてもボケていなくても、「いま」しか生きることができません。私たちはつい忘れがちなのですが、高齢者であろうが若者であろうが、人間はいつ死ぬかわからないのです。

平均余命を見て、「自分はあと30年は生きられる」と思っているかもしれませんが、若い頃と違って、突然、心筋梗塞で倒れたり脳卒中で死ぬかもしれない確率は、年を取れば取るほど上がります。20代の頃とくらべたら、80代が明日死ぬ確率は、たぶん30倍ぐらい上がっているでしょう。それこそ、本当に明日死ぬかもしれないのです。

一年先、一週間先の特別なお楽しみももちろん大事ですが、**いまこの瞬間に自分を喜ばせるような生き方、小さな幸せの瞬間をぜひたくさんつくってください。**

好きな韓流スターを見るも良し、カラオケで盛り上がるも良し、ケーキを頬張るも良し、大好きなワインを飲むも良し！

とにかく「いま」をときめかせないと損なんですよ。

最高の脳トレは人とのコミュニケーション

近年、脳に刺激を与えて認知機能の低下を防ぐ効果があるということで、「脳トレ（脳力トレーニング）」と呼ばれるトレーニング方法が注目されています。

実際、脳トレに励んでいる人も多いはずです。

しかし残念なことに、脳トレは認知症予防という観点からはほとんど無意味だということがわかりました。『ネイチャー』や『JAMA』のような一流の医学誌に、脳トレの効果にまつわる大規模調査の結果が発表されています。

そのうちの一つ、アメリカ・アラバマ大学のカーリーン・ボール氏が2832人の高齢者を対象に行った実験では、「言語を記憶する」「問題解決能力を上げる」「問題を処理する能力を上げる」というようなトレーニングをさせた場合、練習した課題のテストの点だけは上がるものの、ほかの認知機能がさっぱり上がらないことがわかりました。

つまり、与えられた課題のトレーニングには効果があっても、脳全体のトレーニングにはまったくなっていないことが確認されたということです。

では、いったいどんなトレーニングをすればいいのか。**私の経験上、もっとも効果が高いと感じられるのは、人とのコミュニケーション**です。

他人との会話は、予測のつかない相手の反応や展開に臨機応変に対応しなくてはなりません。会話から新たな情報を得たり、その場の話題作りのためにネタを探したり、気を引いたり、あるいは相手の気持ちや考えを推し測ったりと、人とのコミュニケーションでは、脳、とりわけ前頭葉はフル回転します。

私が認知症の患者さんにデイサービスを強くすすめる最大の理由は、デイサービスに行けば、いやがおうでも人とコミュニケーションをとる機会が多くなるからです。

認知症になっても、症状が重くなるまでは、これまでのように会話をすることができます。たとえ5分前のことは忘れても、自然に会話できますし、おしゃべりをしていて楽しいという思いも変わりません。

人とのコミュニケーションは最高の脳トレですから、認知症でなくても、どんどんいろんな人との会話を楽しんでください。

前頭葉を鍛えるのはインプットよりアウトプット

私の尊敬する英文学者で、名著『思考の整理学』の作者である故外山《とやま》滋比古《しげひこ》先生と雑誌で対談させていただいたことがあります。「定年後の勉強法」というのがテーマだったのですが、対談が始まるなり外山先生が、「年を取ってまで勉強なんかしちゃいかん」とおっしゃったのには面食らいました。

よくよくお聞きすると、年齢を重ねたら知識を入力するインプット型の勉強から出力するアウトプット型へ移行し、これまでの知識や経験を加工・応用して新しい知恵を生み出せということでした。これは脳の老化を遅らせる意味でも、けだし名言であります。

定年後も知識を蓄えなければと難しい本を読み漁って、いくら情報をインプットし続けたとしても、前頭葉の老化を遅らせることにはほとんど効果がありません。**前頭葉を鍛えるには、インプットよりアウトプットが必要**なのです。

脳の中でインプットに関わるのは側頭葉なのに対して、前頭葉は溜め込まれた記憶や知識、情報を引っ張り出す機能を担っています。このアウトプット機能を意識的に鍛えることで、前頭葉を活性化することができるのです。

具体的な方法はいろいろありますが、その一つは「日記をつける」こと。日記をつけるほど毎日おもしろいことはない、と思われるかもしれませんが、平凡な一日こそ前頭葉を鍛える絶好のチャンスです。その日の朝から夜までの出来事を思い起こして書くべきことを決め、さらに、それについての詳細を思い出す、という記憶を引き出すトレーニングになるからです。

必ずしも長文でなくてもいいと思います。ほんの、3、4行でも構いませんが、「文章は手書き」をおすすめします。

パソコンやスマートフォンが普及して、文字を手書きする機会がめっきり減ってしまいました。手書きにくらべると、タイピングやタップは指先を決められた通りに動かすだけで脳をさほど使いません。

一方、手書きの場合は、ペンを握って、あれこれ考えをめぐらしながら指先を細かく動かすので、その分、脳が活性化します。さらに日本語は漢字、カタカナ、ひらがなで成り立っていますが、これらを認識する脳の部位はそれぞれ違うことがわかっています。また手書きだと、文字を適切な位置に配置するために、空間認識力も使わなくてはなりません。

要するに、**手書きはパソコンやスマートフォンを使って文字を入力することと比較すると、使う脳の範囲がはるかに広い**わけです。

手書きと言えば、**日常生活の中でいちばん簡単で、物忘れの強い味方になるのが、「メモをとる」こと**です。

私も最近、メモをしないと忘れてしまうことが増えてきました。ネットで見た研究が参考になりそうなので、あとでじっくり読もうと思ったら、そのページを「お気に入り」に保存しておくか、名前をメモしておかないと思い出せないことがあります。いいアイデアが浮かんでも、時間が経つと思い出せない場合が多々あるので、忘れないうちに書き留めておくようにしています。

書くということはそれ自体がアウトプットの作業ですから、前頭葉を刺激する脳トレにもなるので一石二鳥です。

私にとって、講演会やYouTubeで発信することは、重要な「アウトプットトレーニング」になっています。自分の蓄積した知識を抽出して組み合わせ、一つの考えを練るというプロセスこそ、前頭葉を鍛えるものです。また、そうして構築した自分の考えや意見を誰かに話すという行為も前頭葉に良いのです。

先の外山先生は、週に3回、知的な仲間と論じ合う会をやっていると話されていました。90代になっても好奇心旺盛で、96歳で亡くなる直前まで現役の学者だった先生のあの若々しさの秘訣は、そこにあったのだろうと思います。

日常生活の中に「初体験」を増やそう

そもそも前頭葉は、人類が自然界の厳しい生存競争に勝ち抜き、生き残るために進化したといわれています。予想外のことに対応するうえで重要な役割を担ってきた部位なのです。あらゆる生物の中で、ここまで前頭葉が大きく発達しているのは人間だけという事実からも、それは明らかです。

私たちは年を取れば取るほど、日々の暮らしを無難に過ごしてしまいがちです。たとえば行きつけの店しかいかないとか、同じ著者の本しか読まないとか、あまり変化を好みません。

ところが、**前頭葉は想定外のときに反応する**のです。**いままで経験したことがないような出来事にワクワクドキドキしたとき、活性化する**わけです。

私は週に2回、年間100回ほど「初体験」することを心がけています。大小はこだわりません。たとえば昼食の弁当を買うとき、なじみの店ではなく、時折は初めての店で買うことにしています。

また、散歩のときには、歩いたことのない路地裏をわざと通り抜けてみたり、新しく開店したラーメン店を見つけては入ってみたりと、**日常生活に初体験を取り入れる**ように意識しています。

前述したように、**人生は実験です。あと先のことはあんまり考えず、「とりあえ**

ず試してみるか」と行動に移す。それが脳を若々しく保つ秘訣です。新しい体験が多ければ多いほど、前頭葉は元気になります。ささやかなことでも構いません。「日常に変化をつけること」を習慣にしてください。

くだらないテレビ番組は脳を老けさせる

テレビはつまらない常識的なことしか言いませんから、それればかり見ていると、前頭葉が働かずバカになります。コロナのときみたいに偏った情報を流すために不安が募り、そのストレスが前頭葉に悪影響を及ぼします。

白黒をつけたがるのもテレビの特徴で、世の中はグレーなことだらけなのに、「敵か、味方か」「正義か、悪か」といった観点しかない。こういう二分割思考は、もっとも前頭葉に楽をさせる思考パターンといわれています。つまり、日がな一日、テレビの前に座って、「なるほど、なるほど」とうなずいていたら、ボケの道

まっしぐらなわけです。

私がテレビを批判する理由の一つは、高齢者をバカにしているところがあるからです。

高齢者は時代劇しか見ないとか、高齢者は夜まで起きていないと思っているから、夜の11時以降は若者向けの番組しかやっていない。

いまは、YouTubeやNetflixなどの配信サービスを利用すれば、テレビでいろんな種類の娯楽、つまり映画とか昔の漫才とかを視聴できますから、テレビはそうやって使ったほうがいいでしょう。

テレビでも、ごくたまに良質のドラマやドキュメンタリーを放送していますから、見ないほうがいいとまでは言いません。

しかし少なくとも、**流される情報を鵜呑みにせず、反射的に疑ってみるクセはつけたほうがいい**と思います。

「本当に、この人は悪人なのか?」「いいこともしていたじゃないか」「もっと悪い人がほかにいるのかもしれない」などと冷静に考えることを習慣づけます。このトレーニングを重ねれば、多様性を認められる柔軟な思考ができるようになって、一つの考えに固執する偏屈老人になるのを回避できます。

基本的に、前頭葉を使うためには「反論」を考えなければいけません。つまり難しい本を読むから賢くなるわけではなく、難しい本に「その考えは間違っているだろう」などと喧嘩を売るときに賢くなるわけです。別に難しい本でなくても、**脳を鍛えたいと思ったら、反論してみる**という方法があるのです。

この本だって、「いや、和田さん、そんなことを言うけど、簡単にはできないよ。世の中はそれほど甘くないんだから」と思いながら読んでみる。そもそも私の言うことが絶対に正しいなどと私自身、考えていませんから、どんどん突っ込んでください。それだけでも、前頭葉は元気になりますよ。

脳の老化を遅らせる睡眠方法

脳の老化を遅らせる効果的な方法の一つが、「睡眠」です。

先にも言ったように、アルツハイマー型認知症は、脳内にアミロイドβと呼ばれる不要なタンパク質が溜まり、脳の神経細胞が死滅することで認知症が進んでいくと考えられています。睡眠不足になると、この老廃物が一定量上がることがわかっているのです。

人間は生きて活動している限り、体内に老廃物が生成されます。脳以外の体の老廃物はリンパ管を通って血液に流れ込み、最終的には尿として体外へ排出されますが、脳にも老廃物を排出するシステムがあり、睡眠中に働くことが明らかにされています。

アメリカのジョンズ・ホプキンス大学が行った調査によると、睡眠時間が6時間以下のグループがアミロイドβの沈着がもっとも多く、睡眠時間が7時間以上のグループがもっとも沈着が少なかったという結果が出ています。

ただ、睡眠時間が長ければいいというわけでもないようです。

睡眠時間が9時間を超える場合は認知機能に異常をきたすという研究もあるので、**一日に7～8時間が、認知症を遅らせるためには望ましい睡眠時間**と言えるかもしれません。

とはいえ、7～8時間も連続して眠れないという高齢者も多いでしょう。年を取るにつれて寝つきが悪くなったり睡眠の質が悪くなったりするため、不眠の悩みを訴える患者さんが少なくありません。

睡眠は、確かに大事ですが、無理に眠ろうとすると逆効果です。眠れないというストレスがかえって体に悪影響を及ぼします。

不安障害に対する独自の精神療法として、森田療法を考え出した森田《もりた》正馬《まさたけ》さんという精神科医は、「**寝なくちゃいけないと思うから不眠になる**」と喝破しています。寝ることなんて自然現象なのですから、そんなに強迫的に考える必要はないと思います。

年を取って何が幸せかと言ったら、毎日、会社に行く義務がないことでしょう。睡眠も、眠らなければいけないから寝るんじゃなくて、眠くなったら寝られるわけです。そういう特権があるのですから、**夜眠れないなら、朝でも昼でも眠くなったときに寝ればいい**のです。

ちなみに私は、心不全になってから利尿剤を使っているので、夜中に目が覚めることが多くなりました。だいたい11時前くらいに寝るのですが、夜中に3〜4回、目が覚めて、6時半か7時くらいに何となくだるいなと思いながら起きるわけです。だからベッドにいる時間は7〜8時間とっているのですが、睡眠時間は十分とは言えません。

それで昼寝を習慣にしています。医学的には、20分程度の昼寝が良いといわれていますが、私の場合は脳には良くないとされる1時間の昼寝。それより短くなると、何となくスカッとしないのです。

結局、**医学的な根拠があろうがなかろうが、自分の感覚を重視したほうがいい**と私は思っていますし、それで昼間働けているのですから、「ま、いいか」と。

とくに**年を取ったらパーフェクトはありえないわけですから、「ま、いいか」と思うことは大事**なような気がします。

激しい運動より日光を浴びながら気楽に歩く

ウォーキングやジョギング、水泳などの有酸素運動は、脳機能の低下を防ぎ、脳を若く保つ働きがあるといわれています。私は、中でも「歩くこと」をおすすめします。

身体の老化は足腰から始まるので、日頃から足腰を鍛えておくことが重要です。歩くこと、いわゆるウォーキングは、その基本となるトレーニングになるだけでなく、心肺機能や代謝機能を高め、食欲も増進します。

激しい運動は活性酸素の発生量を増やして、かえって老化を進めますので、注意が必要です。ただひたすら歩くウォーキングが苦手なら、散歩をするだけでも脳には効果があります。

私も散歩をしていることはすでに触れましたが、**散歩の途中で四季折々の花を愛でたり風の匂いを感じたり、いつもの道でも日によって新しい発見があるものです。それが前頭葉を刺激して老化を遅らせます。**

大切なのは、とにかく体を動かすこと。動くことそれ自体が刺激となって脳を活性化させます。**続けるコツは、楽しさを最優先すること**です。

買い物に行く。友だちに会うためにカフェに出向く。書店で、お気に入りの本を探す。美術館に出かける。趣味のサークルに参加する。自分の好きなことをするために動き回っていれば、それだけでも脳が適度に刺激されます。嫌いな運動を無理していやいや続けるよりも、はるかに脳を喜ばせることができます。

とりわけ**日光を浴びて歩くと、「幸せホルモン」と呼ばれる、脳内の重要な神経伝達物質セロトニンの分泌を促します。**セロトニンは、喜びや快感、意欲をもたらすドーパミンや、恐怖や怒り、不安を引き起こすノルアドレナリンといった、ほかの神経伝達物質をコントロールして、心を安定させる働きをしています。

中高年になると、セロトニンの分泌は減ってきます。何気ないことに幸せを感じられる人と何かにつけて文句を言う人がいますが、脳内のセロトニンの量が関係しているのかもしれません。分泌を促すには、歩行運動も効果があるといわれているので、**日差しを浴びながら歩くというのは、幸せな高齢者であるための最適な生活習慣**だと思います。

なぜ「肉食老人」は脳も体も若々しく元気なのか？

私が肉屋の回し者かと思われるくらい高齢者に肉食をすすめている理由の一つは、**幸福ホルモンであるセロトニンの材料となるアミノ酸・トリプトファンが豊富に含まれているから**です。肉を食べると、加齢にともなうセロトニンの減少を補い、脳の老化を遅らせるだけでなく、老人性うつを防ぐことができます。

また、セロトニンからつくられるメラトニンは、脳内では睡眠覚醒のリズムを調整して眠気をもたらすホルモンで、たくさんつくられるほど睡眠の質が良くなることがわかっています。

さらに、数あるタンパク質の中でも、肉は男性ホルモンを活性化し、人を行動的にする働きがあります。前に熟年離婚の背景に、男性ホルモンが関わっていることを説明しましたが、閉経後に男性ホルモンが増えて社交的になる女性とは対照的に、男性は年を取るにつれて男性ホルモンの分泌量が減り、活動意欲が低下するのです。

矍鑠《かくしゃく》としてアクティブな高齢者は、いくつになっても肉好きな人が多い傾向にあります。80歳のときに3度目の世界最高峰エベレスト登頂に成功し、86歳で南米最高峰のアコンカグアに挑戦したプロスキーヤーで登山家の三浦雄一郎さんは、90歳を過ぎても500gのステーキを平らげているそうです。

99歳まで長生きされた作家の瀬戸内寂聴さんや105歳までご存命だった医師の日野原重明さんも、大の肉好きであったことが知られています。肉食は「コレステロール値が高くなるから」と敬遠する人もいますが、コレステロールも脳の神経細胞の材料であり、セロトニンを脳に運ぶ役割を果たしているのです。

一般的にいわれている「悪玉コレステロール値」といわれているものでも、数値が「正常値」より少々高くても健康にはあまり関係なく、むしろコレステロールが不足すると免疫機能が低下し、がん細胞の発生リスクが高まります。善玉、悪玉というのは動脈硬化にとっての良し悪しであって、実は悪玉コレステロールなるものは男性ホルモンの材料になっているのです。

「健康の良し悪し」は総合的にしか判断できず、総合的な判断をするには「統計」によるしかありません。ということで最近の統計を見ると、「コレステロール値が高い人ほど長生きする」というデータが数多く発表されています。

安心して、「肉食老人」になってください。

医者の言いなりにならず好きなものを食べる

「いくら好きでも、甘いものは減らしてください」

「塩分はできるだけ控えなくてはいけません」

「お酒はやめないとダメですよ」

50代、60代で、医者に血糖値が高い、血圧が高いと言われて、薬を飲まされたり、甘いもの、しょっぱいものを我慢させられたりしている人たちは、本当に気の毒だなぁと思います。そのほうが長生きができる可能性はあるかもしれませんが、子育てや社会的責任を果たしたあとであれば、もう自分の好きなようにすればいいのではないでしょうか。

寿命が多少短くなっても、好きな飲食物を我慢しない生き方があってもいい。

自分の好物を我慢する30年の余生より、好きなものを食べる20年の余生のほうが、よほどましな余生だと私には思えてなりません。

先ほど触れたように、最近になって、コレステロール値や血糖値などはむしろ下げないほうが長生きしているとか、死亡率が低いとか言われ始めました。一生懸命に節制してきたのに、それが長生きにつながらないのなら目も当てられません。そもそも日本では、まともな予後調査や追跡データがろくにないのですから、医者の言うことなどアテにならない、というのが本当のところです。

私は、**高齢になるほど食べたいものを食べたほうがいい**、と思っています。年を取ると、どうしても食が細くなり、低栄養になって体も脳も老化するからです。これまで数多くの高齢者を診てきましたが、認知症の人にはやせ型が多いという印象を強く持っています。

70代にもなれば、健康診断の数値を気にする必要はないでしょう。私は健康診断を受ける必要すらないと思っていますが、「健康数値」にこだわりすぎると、「見た目年齢」や「心理年齢」が上がることはめずらしくありません。私の経験で言うと、「見た目年齢」が若い70代の患者さんのほとんどが、血圧もコレステロール値も少々高めで、逆にうつ気分が続いている70代のほうが、「健康数値」は正常だったりします。

好きなものを我慢していると、脳は常に欲求不満の状態です。欲望にブレーキをかけなければ、たちまち生活は楽しくなり、前頭葉はイキイキとしてきます。さらに免疫力が高まり、がん予防にもなります。**年を取ってからは「我慢しない」ほうが健康**なのです。

ただ、アルコールには気をつけてください。酒をやめる必要はありませんが、毎日のように大量飲酒を続けると、前頭葉が萎縮していきます。過度のアルコールはセロトニンを減らし、うつ症状を進行させます。好きな食べ物を味わいつつ、お酒をたしなむくらいの気持ちで、ほどほどにしましょう。

認知症と歯の深くて怖い関係

脳の衰えを防ぐためには、「噛む力」も重要です。歯が悪い人は認知症になりやすいことが知られています。

70歳以上の高齢者を対象にした調査によると、「脳が健康な人」の歯の数の平均は14・9本に対して、「認知症の疑いあり」と診断された人は9・4本と明らかな差が見られました。また、残っている歯が少ない人ほど、脳の萎縮度が高いという結果も出ています。

これには二つの理由が考えられます。一つは、噛む回数が減ることで脳への刺激が減って、認知機能が衰えるということ。もう一つは、噛む力が衰えると、食べる量が減ったり柔らかい食材ばかりに偏ったりして、脳や神経細胞に必要なビタミンなどの栄養素が不足するからです。

歯だけでなく、歯茎などのケアも忘れてはいけません。甘く見てはいけないのが「歯周病」です。歯周病菌は炎症を起こした歯茎から血液に乗って全身を回るため、さまざまな病気に関係していることがわかっています。

歯周病菌が脳に達すると、アミロイドβが脳内で増えることが明らかになっています。歯周病を発症する年齢のピークは、45〜54歳。アミロイドβが脳内に溜まり始めてから認知症を発症するまでには、およそ25年かかるといわれているので、アルツハイマー型認知症の発症が急増する70代にぴったりと重なります。このようなことからも、歯周病菌と認知症との深い関わりが考えられているのです。

また、歯周病になると糖尿病の症状が悪化する、そもそも糖尿病の人は歯周病にかかっている比率が高い、といった相互関係もよく指摘されます。

さらに、歯周病菌が心臓の弁や内膜などに炎症を起こしたり、動脈硬化を進行させて狭心症や心筋梗塞、脳梗塞につながったりと、歯周病菌は全身の健康に悪影響を及ぼします。

食事のたびに歯を磨く習慣や、歯科医に定期的に通ってチェックしてもらうといった口腔ケアは、高齢者には不可欠です。

私は、インプラントなどを含めて、**歯にはお金をかけたほうがいいと思ってい**

ます。老化防止に役立つだけでなく、しっかり噛めるように歯を整えることで食事をより楽しむことができますし、歯が美しければ笑顔にも自信を持って会話を楽しめます。歯にお金をかければ、かけた以上のメリットが期待できるからです。

若づくりをしたら心身が若返るという事実

現在の心理学では、人間の心のあり方は、内側から出てくるものというより、外側から規定されるという考え方が主流になっています。たとえば、医者が白衣を着ることで「患者の命を助ける」という使命感にスイッチが入る、といった具合です。

外側から規定されるというのは、心の若さにも当てはまります。たとえば鏡に映っている自分が若いなと思ったら、自然と行動も若くなります。人によっては、老け込んだ自分を見て、こんなんじゃいけないと奮起する人もいますが、一般的には、「私まだイケる！」と思えたら、心身ともに元気になるのです。

おしゃれをするのが楽しくなると、前頭葉も活発になり、意欲も出てきますから、いろいろなことに挑戦して、さらに見た目が若くなるという好循環が生まれます。服のコーディネートを考えるときも前頭葉を使いますし、服の色によって気分も変わってきます。

高齢者の服と言うと、黒とか茶色とか灰色とか、見ていると気分が暗くなるようなものばかりで、うんざりします。**色は人に心理的な影響を与えますから、明るい色を身につけたほうがいい**のです。

高齢者には、赤色が元気を出させてくれることがわかっています。赤色を見ると男性ホルモンの分泌が増えるからです。昔の人は感覚でわかっていたのか、だからこそ還暦に着るのが赤いちゃんちゃんこなのだと思います。もちろん、ちゃんちゃんこでなくても構いません。

いつだったか、高田純次《たかだじゅんじ》さんがテレビの散歩番組で赤いマフラーを巻いて颯爽と歩いていたのが、何ともカッコよくて印象的でした。

美容医療の力を借りて、外見の若返りを図るのもおすすめです。シミやシワが一つ消えるだけで、こんなにも心が軽くなるのか！　と実感されると思います。

かくいう私もPRP（多血小板《たけっしょうばん》血漿《けっしょう》）療法とボツリヌストキシン注射の実践者です。顔がふっくらしてシワが取れるので、昔よりも若くなっているような気がしますし、周りからも「お若く見えますねえ」と言われて、非常に満足しています。

とくに男性は、見た目の若々しさにあまり気を遣わない傾向がありますが、外見が老け込むと、心も体も老化します。実際、精神神経免疫学という分野では、外見を通して心が若返ると、免疫の働きも高い確率で若返る、という研究が進んでいます。

男性も見た目の老いが気になったら、選択肢の一つとして美容医療も検討してほしいものです。髪が薄くなったのなら、植毛やウィッグを試されるのも素敵なことだと思いますよ。

文明の利器を使いこなして老いの壁をラクに越える

足腰が弱くなった、トイレが近い、目がかすむ、耳も遠くなった……。高齢になれば、次から次へと老化現象による不具合が出てきます。長年、多くの高齢者を診てきた経験から言うと、老化現象による障害を上手に乗り越えられる人ほど、いくつになっても元気で、重い要介護状態にもなりにくい。日々やりたいことを楽しんでいますし、家族や友人とも良好な関係を築いているように思います。

世の中には、老眼鏡、補聴器、オムツ、杖、転倒予防シューズ、歩行器など、高齢者にとって便利な道具がたくさんあります。以前は、補聴器なんか年寄り臭くて嫌だという人も多かったのですが、最近は性能が良くて、見た目もおしゃれなものが増えています。

耳の聞こえが悪いにもかかわらず、放置しておくと認知機能の低下を招きかねません。認知症の専門家で構成される「ランセット委員会」が2020年に発表した報告書によると、45〜65歳の中年期に聴力が低下すると、認知症の発症リスクが1・9倍に高まるというのです。

理由は定かではありませんが、近年の国内外の研究によって、難聴のために音の刺激や脳に伝えられる情報量が少なくなると、脳の萎縮や神経細胞の衰えが進み、それが認知症の発症に大きく影響していることが明らかになってきました。

人との会話や映画、音楽なども楽しめなくなるうえに、認知症を引き起こしてしまっては、残りの人生がもったいない。少しでも耳が遠くなったと感じたら、補聴器を利用することをぜひとも検討してほしいと思います。

私の母は、文明の利器を上手に使いこなしています。3年ほど前に大腿骨頸部を骨折したときは、90代で骨折したのだからさすがに二度と歩けなくなってしまうのではないか、と母が寝たきりになることも覚悟していました。

しかし、母は辛抱強くリハビリを続け、手押し車などを使って、ひとりでも歩けるようになりました。便利なものを利用して外に出るというのは大事です。

その後、母はまた骨折して入院しました。再びリハビリを受けていましたが、だんだん歩けなくなり、いまは時々車椅子も利用しています。

「なんだか車椅子は楽でいいのよ」と、笑っている母を見たら、もうリハビリしろとは言えなくなりました。ラクでいいじゃないか。ラクが一番！　あと何年あるかわからない人生です。辛いリハビリを続けるより、ラクして笑っていられるほうがいい、と私も開き直りました。

車椅子の生活になると、人の世話になる量が増え、介護度が上がって、サービスも増やさなければなりません。しかし高齢になったら、だんだんと自分の世話を人に委ねていくことを受け入れる。その気持ちが、本人だけでなく、家族にも必要だということをしみじみ感じました。

AIやロボットで、老後はもっと便利に楽しくなる

スマホやパソコンは、シニア世代にとっても大切な文明の利器です。認知症になったらパソコンやスマホなど使えないのではないかと思うかもしれませんが、初期であれば、まず問題なく使うことができるでしょう。

総務省が2022年に発表した「通信利用動向調査」によると、60代でインターネットを利用しているシニア世代は86・8%、70代では65・5%。80歳以上でも33・2%の人がインターネットを日常的に活用しています。

パソコンやスマホでインターネットを使いこなすことができれば、買い物も調べものも簡単にできますし、趣味の将棋や麻雀などもパソコンで楽しめますし、音楽や映画、落語を動画配信やYouTubeなどで自由に見ることもできます。

何よりスマホやパソコンは、コミュニケーションツールとして役立ちます。メールやチャットなどで家族や友人知人と連絡を取れますし、SNSやブログなどで情報発信もできます。

さらにいま、AIという新しい文明の利器が出てきました。ITと違って、AIは「人工知能」と訳されるように、自分の代わりに覚えて考えてくれるわけですから、認知症の人には心強い助っ人になります。

いまのところITにしても、認知症に関しては、せいぜいGPS発信機をスマホにつないで、迷子になってもその人がいる場所を見つけられるというレベルのものしか用意されていません。認知症と共に生きると言っても、本人が日常的にできるのは自分でメモすることぐらいしかないわけですが、そのメモ帳あるいはスマホをどこに置いたのか忘れてしまったりするるのです。

しかし、ＡＩ時代になれば、たとえば補聴器の代わりに補聴器の形をした人工知能を耳に装着しておくと、道に迷いそうになったときに、自宅への帰り道を教えてくれる。自分の行動は24時間、完全にＡＩが記憶してくれますから、朝、家を出ようとしたときに鍵が見つからなくて「あれ、鍵がない」とつぶやいたら、その人工知能が鍵を探してくれる。つまり、昨日、何時何分にあなたはここにいましたよ、と教えてくれるわけです。

もっと言えば、買い物に行く前にカメラ付きのＡＩに冷蔵庫の中身を見せておけば、スーパーに行ってトマトを買おうとしたら、「トマトは2個、冷蔵庫に入っていましたよ」と注意してくれたりする。そういうＡＩ製品が登場したら、昔とくらべものにならないくらい、認知症と共に楽しく生きていける可能性が高くなります。

日本人には「人様に迷惑をかけてはいけない」という考えにとらわれている人が多く、高齢になるほどその傾向は強いのですが、ＡＩや介護ロボットを使いこなせるようになれば、そんな気兼ねも不要になるでしょう。

ただ、まだ発展途上で、そういう世界がいつ実現するのかはわかりません。技術的には可能ですが、そういうものをつくろうとする企業や人材が圧倒的に少ない。人口の29％が高齢者で、認知症の人だけで６００万人いる国なのですから、早く実現するべきでしょう。

前述したように、高齢者が自分のためにもっとお金を使うようになれば、企業も高齢者が望む製品の開発に本気で取り組むはずです。そうなれば、ＡＩやロボットを利用して、認知症とともに楽しく生きていける時代がもっと早くやってくるに違いない。私は、そう信じています。

5章

ボケとは「幸せな人生」の総決算

――人はもともと「幸福脳」！
ボケると〝幸福度〟は増す

人生の幸福度がピークになるのは82歳を過ぎてから

70代、80代と年を取れば取るほど、不幸になっていくと思われがちですが、それは単なる思い込みです。

アメリカ・ダートマス大学のデービッド・ブランチフラワー教授による大規模調査で、こんな事実が明らかになっています。

世界132カ国で人間の幸福度と年齢の関係を調べたところ、**人の幸福度は18歳ぐらいから下がり始め、47〜48歳でもっとも低くなり、ふたたび上昇して一番幸せだと感じるのが、なんと82歳以上**だったのです。

ブランチフラワー教授が「賃金の多寡や寿命の長さとは無関係に、幸福度はU字カーブを描く」と語っているように、この現象は先進国でも発展途上国でも、欧米でもアジアでも変わりません。

日本も例外ではなく、幸福度がもっとも低いのは49歳のときで、もっとも高いのは82歳以上でした。

このように年を重ねるほど幸福感が高まることを心理学の世界では、「エイジングパラドックス（加齢の逆説）」と呼んでいます。**年齢を重ねるにつれて脳や体が衰え、高齢になれば家族や友人など大切な人の死を経験するにもかかわらず、幸福感は高まっていく。**このパラドックスを科学的に解明するために、世界中で研究が行われてきたわけです。

かつては、年齢と幸福との関連性はないという説が信じられていました。しかし近年、数多くの研究によって、人生の幸福度はU字型を描くことが明らかになったのです。

これらの研究結果をベースに『ハピネス・カーブ　人生は50代で必ず好転する』

（CCCメディアハウス）という本を書いたジョナサン・ラウシュ氏は、高齢になるほど幸せになる理由をこう分析しています。

「（年を取ると）自分の価値観が変化し、満足感を得ることがらが変化して、自分という人間のありようが変わるからです。自分が変わることで、老年期になってからも思いがけない充足感を得ることができるようになったり、自分の抱える弱さや、病気まで受け入れられるようになったりするのです」

いやなことはどんどん消えていく

私は、**人間はもともと幸福を感じやすい脳を持っている**のだと思います。子どもの頃はアイスクリームをペロペロなめているだけで幸せだったわけです。でも、大きくなるにつれて、人生には嫌なことが次々と押し寄せてきます。

学校に入れば、いやいや勉強をしなきゃいけないとか、社会に出たら嫌な人ともつき合わなくてはいけないとか、食べていくためには好きでもない仕事を続けなきゃいけないとか、出世するにはあれもこれも我慢しなくてはいけないとか、いろいろとあるでしょう。だから、「幸せ脳」本来の機能が阻害されているのではないかと思うのです。

言い換えれば、私たちは「日常が幸せではない」ような気がしているわけです。だから旅行に行ったり、おいしいものを食べたりしているときが幸せだと思う。しかし年を取ってくると、欲求水準がちょっとずつ下がってきます。

たとえば70代で、もっと偉くなりたいと思う人はあまりいないでしょう。自分の欲というものがだんだん薄れてきて、いわば「幸せのハードル」が低くなってくる。若い頃とは違って、散歩の途中で道端に咲いている花を見つけただけでも幸せな気分になり、太陽の光を浴びているだけで幸せだと思う。

82歳からが幸せのピークというのは、たぶん体が動くだけでも満足できる、という次元なのだと思います。

高齢者にとっては、ごくささやかなことができるだけで人生の支えになりますし、裏を返せば、そうした「**当たり前の日常**」**をありがたいと感じられることが、年を取ることの良さ**でもあると私は思います。

ただ、私の経験から言うと、現役時代の社会的地位や生活水準が高かった場合、高級老人ホームでぜいたくな暮らしをしていても、幸せだとは感じられない人がいるわけです。

かたや、食べるのもやっとというような苦労をしてきた人は、特養で当たり前に三食いただけて、施設のスタッフにやさしくしてもらえて、自分は本当に幸せ者だと言います。

やっぱり、肩書きだとか社会的地位とか、そういうものが人間本来の幸せを邪魔するものなんだという気がします。

しかし、**認知症になるとそんなことも関係なく、みんながだんだん幸せになっていくのです。**

最初は、自分が認知症であることを受け入れられずに苦悩する場合も多いのですが、症状が進むにつれて、誰も彼も屈託のない笑顔を見せることが増えて、重くなってくるとニコニコしている時間のほうがはるかに長い気がします。

社会生活を営んでいる間は、相手の気持ちを察したり、その場の空気を読んだり、自分がどう思われるか気にして、不自由な生活を強いられます。**年を取って自由の身になっても、人目が気になってしょうがないとか年甲斐もないことはできないとか言う人がたくさんいますが、認知症になれば、そういう呪縛からすべて解放されます。**

人の目は全然気にならなくなってくるし、数ある煩悩もだんだんと消えていきます。不満をたらたらこぼしていた人も、妙なプライドからすっかり解放されて、毎日、ニコニコしながら暮らすようになるのです。

そういう高齢者の姿を見ていると、**認知症とは、なんて平等で幸せな病気なん**だろうと思わずにはいられません。

「ボケ力」は人生を幸せ一色に塗り替える力

2018年、吉永小百合《よしながさゆり》さん主演の『北の桜守』という映画が話題になりましたが、実は私も医療監修という立場で、この映画に参加させてもらいました。

吉永さん演じる主人公「てつ」は、認知症を発症するのですが、自身の老いと正面から向き合います。そして、やがて認知症が重くなったことによって、長い間苦しめられてきたトラウマから解放されて、ラストシーンでは本当に幸せそうな笑顔を浮かべます。

実際の認知症においても、こういったことはあるものです。ボケが進むことで、それまでの長い人生の中で遭遇した数々の不快なこと、恥ずかしいこと、傷ついたこと、すべて忘れてしまいます。楽しかったこと、幸せだったこと、愛した人や好きだった人たちのことのほうが、記憶に残りやすいのです。

もっと言うと、さまざまな喜怒哀楽の中で一番激しく揺り動かされた感情が、最後の記憶の世界として残ります。しかし、**嫌な思い出や悔やまれることがいつまでも残らないのは、認知症には辛い記憶を自分に都合の良いように書き換えてしまう力があるから**です。

たとえば若い頃、夫の浮気にさんざん悩まされたとしても、その記憶は消えてしまい、夫の笑顔や優しくされたことだけがよみがえってくるのです。

この現象を、私が精神科顧問を務めている川崎幸クリニックの院長・杉山孝博先生は、「自己有利の法則」と呼んでいます。認知症の患者さんに共通して見られるいくつかの法則の一つで、杉山先生はそれが自己保存の本能から芽生えていると考えています。**自分を守る本能、さらに言えば、自分の人生を肯定する本能が私たちにはある**からです。

つまり**認知症には、高齢者のそれまでの人生を幸せ一色に塗り替えてしまう力が秘められている**わけです。

事実がどうであれ、本人が自分の人生を幸せだったと振り返り、楽しかったと思い出すことができるなら、そのまま幸せな高齢者として穏やかに過ごすことができます。

「認知症は神様がくれた病気」と言う人もいますが、私もそういう気がします。

私の悩み「認知症を治療する必要はあるのか」

このところ、私が医師として悩んでいるのは、認知症の患者さんが、症状が進んでいることに気づかず幸せそうにニコニコしているなら、本当に治療の必要があるのかということです。

現代の医学では、進行してしまった認知症の症状を正常に戻すことはできません。だから世界中で治療薬の開発が進められ、私たち医師は対症療法を行うわけですが、問題行動のない患者さんもたくさんいるのです。

施設などで認知症の人たちを見ていると、症状が進むほどにどんどん明るくなって、いつも笑顔で楽しげでおだやかで、いかにも幸せそうに過ごしています。思い出すのはほとんど楽しいことですから、いくらでも話せますし、気持ちも安定します。結果、周囲の人たちともうまくつき合うことができます。

しかも、自分を介護してくれる人に対して、申し訳ないなどと自責の念を持つこともありませんから、素直にあっけらかんと向き合っています。このような高齢者は周囲からも愛されるし、自分もずっと幸せな気分でいられるわけです。そういう人たちを果たして「治療」する必要があるのかどうか。

もっと言えば、統合失調症の人が妄想を抱いて幸せそうにしているときに、薬を使って現実世界に引きずり戻すことが本当にいいことなのか、と悩むようにもなりました。

私の患者さんの中にも、誇大妄想を抱く統合失調症の人がいました。たとえば自分を神だと思い込み、そのように振る舞うわけですが、その患者さんは誰かに危害を加えるわけでもありません。ただ妄想の世界で幸せに浸っているだけです。そういう人に投薬して、無理に現実に戻さなくても良いのではないかと疑問に思うようになったのです。

しょせん、**人間の幸福感など主観的なもの**です。長い人生を考えたら、主観的に幸せでいられる人のほうが幸せが長続きする気がします。つまり、**幸せは思った者勝ち**だと思うのです。

「ボケは早い者勝ちですね」

浴風会病院に勤めていた頃、80代半ばの男性から「ボケは早い者勝ちですね」と言われたことがありました。

この方は、同い年の奥さんが認知症になり、早い段階で異変に気づいて治療を始めたために、症状の進み方はゆるやかでした。食事の支度や掃除、洗濯などの家事も、ご主人が手を貸せば何とかこなせます。とはいえ、一人で出かけると帰ってくることができなくなるので、どこへ行くにも一緒です。

ご主人が定年を迎えたとき、

「僕がボケたら頼むよ」

「任せなさい。そのかわり、ボケても私の言うことは素直に聞くのよ」

冗談交じりで、そんな軽口をたたき合っていたそうですが、先に認知症を発症したのは明るく行動的だった奥さんのほうでした。

お茶を飲みながら二人で昔話をしていると、奥さんが次から次へと思い出を話してくれるので、とてもボケているようには思えない。楽しそうに話す様子を見ていると、むしろ羨ましくなるくらいだそうです。

「つくづくボケるなら早い者勝ちだなぁ、と思うのですよ」

そう語ったご主人の言葉がいまも忘れられません。

ボケたら何もかも失うのではなく、ボケたからこそ幸せになる力もついてくる。

そうとらえることもできるのではないでしょうか。

「認知症になってからのほうがちょっと幸せかもしれない」

「認知症になっても終わりではありません、始まりです。新しい人生をつくっていく、その始まりです」

そう話すのは、当時70歳で認知症と診断された沼田賢一郎さん、76歳（2023年時）です。認知症への正しい理解と知識の啓発に熱心な福岡県北九州市のシンポジウム（2023年9月26日開催）に登壇して、自身の体験を語りました。

認知症とわかったときは、「私の人生は終わった」と足元から崩れるような衝撃を受けたと振り返ります。転機は2021年。北九州市の広報誌で見つけた「認知症家族の交流会」に夫婦で参加したことがきっかけでした。患者同士で、自分たちの経験を語り合ううちに前向きになれたと言います。

「私が認知症になったのは必然かもわからん。神が私に何か気づけとか何か別に働きがあるとか言ってるのかもしれない、と。だったら、この認知症という世界を生きたい、と考えられたのが不思議」

以来、奥さんの眞由美さんのサポートを受けながら、「老いを支える北九州家族の会」に参加。「せっかく認知症になったのだから」を口癖に、講演会で自身の体験を話したり、自らも通っているデイサービスで認知症の先輩として相談役を務めたりするなど、精力的に活動を続けています。

「私が自分の体験を発表することで、その人の心が自由になったらどれだけいいだろうかと思った。いろんな方と会って、いろんな体験をさせてもらううちに、認知症になったから本当の自分の生き方ができるのかもしれん、と。そういうところに自分を持っていけたときに安心した」

認知症は、「神様が自分にプレゼントしてくださったもの」と思うようにもなったという。この数年、夫婦二人三脚で活動してきた眞由美さんは、

「**認知症になっても輝いて生きることができるんだなと実感しています。ぜひ、認知症になっても輝く未来があるんだってことを知っていただきたい。**主人を見てください、って感じです」

そして、沼田さん自身は現在の心境をこう語っています。

「認知症になる前の幸せより、いまのほうがちょっと幸せかもわからん」

要するに、認知症の人の生きる世界などなってみないとわからないし、多くの認知症の方たちを診てきて、その世界のほうが幸せなことが多いという私の実感とも合致しています。

75歳で新境地を開いた蛭子能収《えびすよしかず》さん

私が前々から注目しているのが、2020年に認知症であることを公表された漫画家の蛭子能収《えびすよしかず》さんです。

味のある作風からヘタウマ作家として注目され、バラエティ番組でもいじられキャラとして活躍していましたが、いつも明るく、にこやかな表情を浮かべていた印象があります。レビー小体型認知症とアルツハイマー型認知症の合併症と診

断されたことを明かしたときも、

「これからは認知症のオレを笑ってください」

と、いつものようにおっとりした口調で話していました。

その後、出された『認知症になった蛭子さん〜介護する家族の心が「楽」になる本』（光文社）には、

「認知症になっても、オレは、やりたいことや好きなことをやり通して、明るく過ごしていこうと思っています」

とも書かれていました。

しかし、だんだんと表舞台に出ることが少なくなって、どうなさっているのだろうと心配していたら、２０２３年、新作の絵画を集めて都内で個展を開かれたのです。聞いたところによると、漫画を描く機会も減っていた中、２０２２年の秋から、仲間の手を借りて絵画の創作活動を再スタートしたといいます。そして

出来上がった作品19点を披露したわけですが、これまで蛭子さんが描いてきたヘタウマの画風とは打って変わり、大胆な線で描かれたカラフルな色遣いの絵画が並んでいました。75歳にして、アートの新境地を開かれたわけです。

新作の絵を前に、テレビのインタビューに答えて、

「え、80万円？　高いなあ、オレがつけたの？　安くするよ」

と、いつもの蛭子さんらしく、ほのぼのとした笑顔を見せていました。個展は盛況で、作品は完売したそうです。

「ありがとう、ありがとう、ありがとう。何度でも言うよ」

前述の本に、蛭子さんはこんなことも書き綴っています。

認知症になって変わったといえば、なんだか少し「おセンチ」になること

が多いんです。前はそんなの、恥ずかしいことと思っていたのに……。

たとえば、この前(2020年12月18日)、取材で平和島の競艇場に行ったんですが、その帰りにゲートをくぐったらイルミネーションが見えたんです。すごくきれいだったんですよね。豆電球がチカチカ光っていて。

たぶん、前だったら、見向きもしなかったと思います。

そんな、今までだったら感動しなかったことが「いいな」と思えることが増えたような気がするのですが、これは認知症のおかげでしょうか。

(中略)

それと、そのときは久しぶりに行った競艇場だったんですが、なんだかすぐに女房に会いたくなってしまいました。前までは競艇を始めたら、家に帰りたいと思ったことはなかったのに……。

仕事でもそうですが、最近は、家から離れると、すぐに、早く帰りたい、早く帰りたい、と、たまらなくなってしまいます。

女房に、それを言うと「ズルい」と言われます。小遣いがあれば、すぐにギャンブルしにすっ飛んでいって、さんざん自由に遊んでいたのに……と。

これも認知症のせいかもしれませんが、とにかく、女房といろいろな話をしたり、笑い合ったりする時間が楽しいんですよね。

今、自宅とは別のところで寝泊まり（ショートステイ）することがたまにあるんですが、隣に女房がいないとすごく寂しいです。だから、「寂しい」と女房にちゃんと言うようにしています。

「寂しい」もそうですが、「ありがとう」という言葉も、なるべく言うようにしています。

前までは、感謝したい気持ちがあっても、「ありがとう」と口にすることはありませんでした。照れくさかったし、言わなくてもわかるだろう、と思っていたかもしれませんね。

ありがとう、と言うと、女房は喜んでくれます。

オレは、女房が喜ぶ顔を見るのが、すごく好きです。

ありがとう、ありがとう、ありがとう。何度でも言えますよ。

今まで言えなかったことが言えるようになったのも、認知症のおかげかもしれませんね。


現在はデイサービスに通い、月に一度通院して治療を受けているそうですが、周りに支えられながら、これからも絵を描き続けたいと意欲を見せているとのことです。

蛭子さんの言葉の端々から、「認知症であることを受け入れて、その変化を味わい尽くしている」ように感じるのは、私だけでしょうか。認知症になる前とは、違う幸せに目を向けられている。

これからもやりたいことや好きなことをやり通して、ぜひとも「認知症になったことで得た幸せ」を発信し、「認知症の人たちの星」になってもらいたいですね。

認知症になっても、老年は才能に出会えるチャンス

ジャーナリストの安藤優子さんのお母様は、認知症になってから絵の才能を開花されました。

お母様の介護で苦労なさった安藤さんは、身内での介護に限界を感じ、最終的に施設介護を選んだ結果、いい老人ホームと出会い、さらに芸術療法を続けるうちに認知症のお母様が絵画と出会い、すばらしい才能が見出されて、個展まで開かれたとのことでした。

人間には隠れた才能というものがあると思います。しかし出会いがなければ、

その才能は開花しません。

たとえば大谷翔平選手が野球に出会わなければ、単なるスポーツ万能のイケメンで終わっていたかもしれないし、日本ハムのコーチがバッティングかピッチングかどちらかを選べという人だったら、彼はいまの彼ではなかったと思います。

私自身の子ども時代を振り返っても、算数・数学はめちゃくちゃできたけど、国語が全然できない子どもだったのに、親なり教師なりが「数学ばっかりやってないで国語もちゃんとやれ」と言っていたら、たぶん、いまの私ではなかったと思います。

あるいは、私が勉強はできるけれどスポーツがまるでできない変わり者だったときに、うちの母親はそれを直せとは言わないで、「あんたの変わり者は直らないから、勉強して食べられるようにならないと生きていけないわよ」と言った。だから、一生懸命勉強して東大の医学部に入り、医者になったわけです。才能と呼べるかどうかわかりませんけれど、自分の取り柄を潰されずに済んで、いまの私があるのだと思います。何が言いたいかというと、**才能に出会うチャンスがあってこそ才能を開花させることができる、**ということです。**それは年を取ってからも同じ。認知症になってからでさえも、ありえる**ということです。

そういう意味で、**ボケてもボケていなくても高齢になるというのは、思いもよらない自分の才能に出会えるチャンス**と言えます。つまり、それまでは会社に勤めていたり子育てが大変だったりして、時間の余裕がないでしょう。仕事も子育ても終わったあと、いくつか習いごとをやってみたら、思わぬ自分の才能に出会えるかもしれません。

もう自分の才能を潰すような人は誰もいません。老いてしまえば、世間体を気にすることもありません。時間はいくらでもあります。ボケても、才能を開花させるチャンスはいくらでもあるのです。

ボケてからの私の夢は、講演しながらフーテン暮らし

私は、この職につけたことが何よりの幸運だと思っています。大げさなようですが、神様に感謝しているくらいです。老年精神医学に長年、従事してきたことで、私自身の人生観が大きく変わったからです。

前に触れましたが、私がフリーの医者になったのは、多少、出世したところで、その地位がいつまでも続くものではないし、地位が高い人ほど、晩年を幸せに過ごすのは難しいと思ったからです。しかも、その地位を上司に媚びたり同僚を蹴落としたり部下を踏み台にして手にしたような場合、年を取ってから非常に寂しい人生を送ることがわかりました。

入院しても、媚びていた上司はもう亡くなっているし、誰も見舞いに来ない。

ところが、若い人をかわいがってきた人は、見舞い客が絶えず、病室からは笑い声がこぼれている。

財産を残せば安心かと言うと、認知症になったら、かえって子どもたちの財産争いがひどくなったり、子どもに財産の名義を勝手に書き換えられたりするケースを何件も見ています。実際、それが無効だとして、裁判を起こすために精神鑑定書を書いたことも何回かありました。

出世や名声にあくせくしなくなり、お金は使えるうちに使ったほうがいいと思って、ワインを買い込み、自己資金を投じて映画を撮ったりするのは、それまでの老年精神科医の経験から「地位や肩書やお金に執着する暇があったら、好きなことややりたいことをやるほうがいい。むしろやらないと損」だと骨身にこたえたからだと思います。

多くの認知症の患者さんと向き合ったことで、自分が認知症になることを恐れなくなっていますし、年を取ったら人の世話になることも、あるいは施設に入ることも仕方のないことだと開き直っています。**認知症というのは、神様が私たち人間にくれた「幸せ病」かもしれないのだから、認知症であることを楽しんだほうがいい。**それまでとらわれてきた世間体だの体面だの、社会的な常識だの、わずらわしいものから自由になれるのだから、自由を楽しみ尽くしたいと思っています。

私がわりとその生き方が好きな人に、田中小実昌《たなかこみまさ》さんという作家がいます。

東大出で、直木賞や谷崎潤一郎賞を受賞しているのに、「ボチボチ書いてるだけ」とか言いながら、ひょうひょうとして赤提灯を飲み歩いているような人でした。目的もなくバスに乗るのも好きだったようです。晩年はかなりのフーテン暮らしで、それこそドラえもんののび太みたいに、空き地に置いてあるコンクリートの土管の中で寝ていたりしました。

いま、そういう生き方は許されないみたいな空気があるけれど、ボケたらできるでしょう。徘徊しても意外と生き続けられると思います。だから、もう映画も撮れなくなったら、放浪の旅に出る。いくばくかのお金を持って、いろんなところを泊まり歩いて、好きな飯を食って酒を飲んで……、誰にも自由を奪われずに自分の好きなように生きていく。

そして、「認知症になってもこうやってフーテン暮らしはできますよ」みたいな講演をして回って、そこでもらったお金でまたフーテンして回る。そんな生き方ができたら幸せなんじゃないかなあ、と夢を膨らませています。

おわりに
偉くなくていい、賢くなくていい。最期は「ボケのヒデキ」でいい

ここまでお読みいただきありがとうございました。

ボケという言葉が差別的ということで、あまり使われなくなりましたが、「俺もボケてきたな」というような感じで、ちょっと衰えた自分を受け入れたり、病気というより、「人間って年取るとボケるよな」という軽いニュアンスの言葉としては、私は認知症という言葉よりボケるという言葉のほうが気に入っています。

本書を通じて、これからのボケる心配が軽くなったり、余計に心配しても仕方がないんだと知ってもらえるのなら、著者としてこんなにうれしいことはありま

せん。

何よりも「ボケる幸せもある」ことを知ってもらえたら（本書の２４１ページからの蛭子さんのお言葉には私も涙が出ました）、大成功だと思っています。

長年、高齢者の医療をやっていると、人間というのは、何もできない代わりに無邪気で可愛い赤ん坊で産まれ、最後も何もできない状態で死んでいくというのが普通のことだとわかります。ただ、このときに無邪気で可愛い状態なのか、苦しんだり、世を恨んだり、ダメになってしまったと思うのかは個人差があります。もちろん、もとの性格にもよるのですが、ボケることで無邪気で可愛い状態に誘《いざな》ってくれるというのは確かです。

ボケるということは何もわからなくなるのではなく、それが進めば進むほど見える世界が変わってくるように思えます。もちろん痛い思いをすれば痛いのですが、生きることで身につけた「でも」や「しかし」というフィルターがはずれて、うれしいこともおいしいこともきれいなことも純度100％で受け止められ、そのままに喜べるのでしょう。

年を取ったら余計な不安を持つより、それを当たり前に受け止めてあるがままに生きる。ボケもその一つだと思ってもらえたら、それが著者の真意ですし、楽になれるでしょう。**私も賢そうに偉そうにするより、最期は「ボケのヒデキ」になって死んでいくつもり**です。

末筆になりますが、このような奇書に近い本の編集の労をとっていただいた、SBクリエイティブの美野晴代さんと、木村博美さんにはこの場を借りて深謝いたします。

2024年早春

和田秀樹

著者略歴

和田秀樹（わだ・ひでき）

1960年、大阪府生まれ。東京大学医学部卒業。精神科医。東京大学医学部附属病院精神神経科助手、米国カール・メニンガー精神医学校国際フェロー、高齢者専門の総合病院である浴風会病院の精神科を経て、現在、和田秀樹こころと体のクリニック院長。高齢者専門の精神科医として、30年以上にわたり高齢者医療の現場に携わっている。

主な著書に、『70代で死ぬ人、80代でも元気な人』（マガジンハウス新書）、『80歳の壁』（幻冬舎新書）、『70歳が老化の分かれ道』（詩想社新書）、『どうせ死ぬんだから』（SBクリエイティブ）などがある。

みんなボケるんだから

恐《おそ》れず軽《かろ》やかに老《お》いを味《あじ》わい尽《つ》くす

2024年 3 月 9 日　初版第 1 刷発行

著　　者　和《わ》田《だ》秀《ひで》樹《き》

発 行 者　小川 淳

発 行 所　SBクリエイティブ株式会社

〒105-0001　東京都港区虎ノ門2-2-1

装　　丁　井上新八

本文デザイン・DTP　株式会社キャップス

構　　成　木村博美

編集担当　美野晴代（SBクリエイティブ）

印刷・製本　株式会社シナノパブリッシングプレス

本書をお読みになったご意見・ご感想を
下記URL、またはQRコードよりお寄せください。

https://isbn2.sbcr.jp/23753/

ISBN 978-4-8156-2375-3

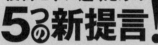